Paulo Roberto Barsano
Rildo Pereira Barbosa
Emanoela Gonçalves

Saúde da Criança e do Adolescente

1ª Edição

érica | Saraiva

SOMOS EDUCAÇÃO | Editora Saraiva

Av. das Nações Unidas, 7221, 1º Andar, Setor B
Pinheiros – São Paulo – SP – CEP: 05425-902

SAC | 0800-0117875
De 2ª a 6ª, das 8h30 às 19h30
www.editorasaraiva.com.br/contato

Vice-presidente	Claudio Lensing
Gestora do ensino técnico	Alini Dal Magro
Coordenadora editorial	Rosiane Ap. Marinho Botelho
Editora de aquisições	Rosana Ap. Alves dos Santos
Assistente de aquisições	Mônica Gonçalves Dias
Editoras	Márcia da Cruz Nóboa Leme
	Silvia Campos Ferreira
Assistentes editoriais	Paula Hercy Cardoso Craveiro
	Raquel F. Abranches
	Rodrigo Novaes de Almeida
Editor de arte	Kleber de Messas
Assistentes de produção	Fabio Augusto Ramos
	Katia Regina
Produção gráfica	Sergio Luiz P. Lopes

Preparação	Solange Monaco
Revisão	Solange Monaco
Diagramação	Ponto Inicial Estúdio Gráfico
Capa	Maurício S. de França
Impressão e acabamento	São Francisco Gráfica e Editora

DADOS INTERNACIONAIS DE CATALOGAÇÃO NA PUBLICAÇÃO (CIP)
CÂMARA BRASILEIRA DO LIVRO, SP, BRASIL

Barsano, Paulo Roberto
Saúde da criança e do adolescente / Paulo Roberto Barsano, Rildo Pereira Barbosa, Emanoela Gonçalves. – 1. ed. – São Paulo : Érica, 2014.

Bibliografia
ISBN 978-85-365-0657-9

1. Adolescentes - Desenvolvimento 2. Adolescentes e violência 3. Crianças - Desenvolvimento 4. Crianças - Doenças 5. Crianças - Violência 6. Pediatria 7. Puericultura 8. Saúde - Estudo e ensino I. Barbosa, Rildo Pereira. II. Gonçalves, Emanoela. III. Título.

14-01139 CDD-613.07
NLM-WS 027

Índices para catálogo sistemático:
1. Saúde da criança e adolescente: Medicina: Estudo e ensino 613.07

1ª edição
1ª tiragem: 2017

CL 640454 CAE 585301

Agradecimentos

A Deus, por proporcionar mais este projeto de vida.

Aos meus pais, Paulo Barsano (*in memoriam*) e Maria Barsano, por tanta simplicidade, afeto, carinho e amor na educação dos seus três filhos.

À minha filha, Sofia Barsano, beleza inexplicável como o nascer do sol, inspiração espiritual para os que a cercam, sensibilidade natural, por tanta energia, garra, perseverança e alegria.

À minha amada, Suerlane Soares, moça bonita, simplicidade que conquista, por tanto apoio e confiança depositados neste meu nono projeto de vida.

Às colaboradoras Juliana e Ludmilla, pela ajuda incondicional na finalização desta obra.

Aos ilustres leitores, que, pela simplicidade de ter adquirido esta obra, ajudam-me a cravar no peito a esperança de uma vida melhor.

A todos que, direta ou indiretamente, acreditaram, incentivaram e concorreram para o sucesso deste livro, uma ferramenta essencial a todos os estudiosos e amantes da área.

Meu eterno agradecimento.

Paulo Roberto Barsano

A Deus (claro, sempre em primeiro lugar!).

À minha família e aos amigos.

À Editora Érica, que sempre acreditou em nosso trabalho.

À Editora Saraiva, por continuar acreditando nessa parceria.

Rildo Pereira Barbosa

Primeiramente quero agradecer ao escritor Paulo Barsano pelo convite e pela oportunidade para participar desta obra. Agradeço todo o apoio familiar, mas com especial carinho para minha querida mãe Maria Aparecida, minha irmã Cristina de Cássia e minha sobrinha Julia Cristina. Se não fosse o apoio delas, eu não teria acontecido.

Emanoela Gonçalves

Sobre os autores

Paulo Roberto Barsano, natural de Juara, Mato Grosso, é professor e escritor. Palestrante e conferencista de reconhecimento internacional. Graduado em Licenciatura em Matemática pela Universidade Paulista (UNIP) e em Tecnologia de Segurança do Trabalho pela Universidade de Santo Amaro (UNISA).

Professor especialista em Segurança do Trabalho e Meio Ambiente. Professor titular de Segurança do Trabalho do Instituto Tecnológico de Barueri, aprovado pelo concurso público FIEB 01/2008 em primeiro lugar. Tutor da Escola Superior de Administração Fazendária (ESAF) nos cursos a distância de Disseminadores de Educação Fiscal e Cidadania. Atuou como auditor interno das normas ISO 9001 e SA 8000 no poder legislativo de Barueri por quase três anos.

Autor de uma série de livros, incluindo: *Segurança do trabalho para concursos públicos* pela Editora Saraiva; *Segurança do trabalho - guia prático e didático; Meio ambiente - guia prático e didático; Ética e cidadania organizacional - guia prático e didático; Administração - guia prático e didático* pela Editora Érica.

Rildo Pereira Barbosa, natural de Osasco, São Paulo, é formado em Segurança do Trabalho pelo Instituto Técnico de Barueri, bombeiro civil pelo Centro Profissionalizante de Bombeiros Civis do Estado de São Paulo (CPBCESP) e certificado em Conscientização Ambiental – ISO 14.001 e em Coleta Seletiva pela escola de treinamentos Visão e Ação. Intelectual, autodidata ambientalista, desenhista e escritor; é coautor dos livros *Segurança do trabalho - guia prático e didático; Meio ambiente - guia prático e didático*, além da participação como ilustrador no livro *Segurança do trabalho para concurso público* e especialista em segurança patrimonial.

Emanoela Gonçalves, natural de Morrinhos, Goiás, é enfermeira formada em 2009 pela Universidade Bandeirantes, com larga experiência prática em assistência ao idoso e voluntariado com desenvolvimento de palestras sobre qualidade de vida para soropositivos, ou seja, indivíduos portadores de anticorpos no sangue que contém a presença de agentes infecciosos. Coautora dos livros *Biossegurança* e *Evolução e envelhecimento humano*

Abreviaturas

ABNT: Associação Brasileira de Normas Técnicas.

Abrandh: Ação Brasileira pela Nutrição e Direitos Humanos.

AECID: Agência Espanhola de Cooperação Internacional para o Desenvolvimento.

AFT: Auditor fiscal do trabalho.

Aids/SIDA: Síndrome da Imunodeficiência Adquirida.

AIT: Agente de Inspeção do Trabalho.

ALCSH: Iniciativa América Latina e Caribe sem Fome.

Anvisa: Agência Nacional de Vigilância Sanitária.

ART: Anotação de Responsabilidade Técnica.

ASO: Atestado de Saúde Ocupacional.

CAT: Comunicação de Acidente de Trabalho.

CC: Centro Cirúrgico.

CDDPH: Conselho de Defesa dos Direitos da Pessoa Humana.

CDHM: Comissão de Direitos Humanos e Minorias.

Ceresan: Centro de Referência em Segurança Alimentar e Nutricional.

CFT: Comissão de Farmácia e Terapêutica.

CIF: Carteira de Identidade Fiscal (documento que identifica o auditor fiscal do trabalho).

CME: Centro de Material e Esterilização.

CO: Centro Obstétrico.

Consea: Conselho Nacional de Segurança Alimentar e Nutricional.

COM: Comissão de Padronização de Materiais.

Crea: Conselho Regional de Engenharia e Agronomia.

CTNBio: Comissão Técnica Nacional de Biossegurança.

DHAA: Direito Humano à Alimentação Adequada.

DHESC: Direitos Humanos, Econômicos, Sociais e Culturais.

DML: Depósito de Material de Limpeza.

DOU: Diário Oficial da União.

EAS: Estabelecimentos Assistenciais de Saúde.

ENDEF: Estudo Nacional de Despesa Familiar.

FAO: Food and Agriculture Organization of the United Nations / Organização das Nações Unidas para Alimentação e Agricultura.

FASE: Federação de Órgãos para Assistência Social e Educacional.

FBSSAN: Fórum Brasileiro de Soberania e Segurança Alimentar e Nutricional.

FIAN: Rede de Informação e Ação pelo Direito a se Alimentar.

FNDE: Fundo Nacional de Desenvolvimento da Educação.

HIV: Vírus da Imunodeficiência Humana.

Ibase: Instituto Brasileiro de Análises Sociais e Econômicas.

IBGE: Instituto Brasileiro de Geografia e Estatística.

ICCPR: International Covenant on Civil and Political Rights / Convenção Internacional de Direitos Civis e Políticos.

ILP: Instituição de Longa Permanência.

INAN: Instituto Nacional de Alimentação e Nutrição.

INCQS: Instituto Nacional de Controle de Qualidade em Saúde.

Ipea: Instituto de Pesquisa Econômica Aplicada.

ISO: International Organization for Standardization / Organização Internacional para Padronização.

LOAS: Lei Orgânica da Assistência Social.

LOSAN: Lei Orgânica de Segurança Alimentar e Nutricional.

MAPA: Ministério da Agricultura, Pecuária e Abastecimento.

MDA: Ministério do Desenvolvimento Agrário.

MDS: Ministério do Desenvolvimento Social e Combate à Fome.

MEC: Ministério da Educação.

MJ: Ministério da Justiça.

MS: Ministério da Saúde.

MTE: Ministério do Trabalho e Emprego.

NBR: Norma Brasileira Regulamentadora.

OEA: Organização dos Estados Americanos.

OHCHR: Office of the High Commissioner for Human Rights / Escritório do Alto Comissariado das Nações Unidas para os Direitos Humanos.

OMS: Organização Mundial da Saúde.

ONG: Organização Não Governamental.

ONU: Organização das Nações Unidas.

OPAS: Organização Pan-Americana da Saúde.

OSCIP: Organização da Sociedade Civil de Interesse Público.

PAA: Programa de Aquisição de Alimentos.

PAM: Plano de Ajuda Mútua.

PAT: Programa de Alimentação do Trabalhador.

PGRSS: Programa de Gerenciamento de Resíduos em Serviços de Saúde.

PNAD: Pesquisa Nacional por Amostra de Domicílios.

PNAE: Programa Nacional de Alimentação Escolar.

PNI: Plano Nacional do Idoso.

PNSAN: Política Nacional de Segurança Alimentar e Nutricional.

PNSN: Pesquisa Nacional de Saúde e Nutrição.

PNUD: Programa das Nações Unidas para o Desenvolvimento.

PPD: Purified Protein Derivative / Derivado Proteico Purificado.

PSF: Programa Saúde da Família.

QV: Qualidade de Vida.

RS: Representação Social.

RTP: Recomendação Técnica de Procedimentos.

SAN: Segurança Alimentar e Nutricional.

SCIH: Serviço de Controle de Infecção Hospitalar.

SEDH: Secretaria Especial dos Direitos Humanos.

SGI: Sistema de Gestão Integrada.

SUS: Sistema Único de Saúde.

TCLE: Termo de Consentimento Livre e Esclarecido.

UF: Unidade Federativa.

UNHRC: Conselho dos Direitos Humanos das Nações Unidas.

UNICEF: The United Nations Children's Fund / Fundo das Nações Unidas para a Infância.

Sumário

Apresentação

Nosso intuito com esta obra é renovar o tema Saúde da Criança e do Adolescente para o ensino técnico e profissionalizante, trazendo à baila assuntos essenciais e de relevante interesse nacional que atendam a essa demanda de cursos que vêm crescendo cada vez mais pelos quatro cantos do Brasil. Uma obra estruturada didaticamente, com fotos, ilustrações e exemplos práticos que representam o cotidiano, e, ao final de cada capítulo, uma série de exercícios práticos que, além de frisarem o conteúdo teórico abordado, preparam o aluno para as dificuldades da vida.

O livro possui seis capítulos distribuídos da seguinte forma:

No Capítulo 1, "Crescimento Infanto-Juvenil", iniciamos a obra abordando conceitos e a evolução histórica da puericultura, fatores que influenciam no crescimento, fatores intrínsecos, fatores extrínsecos, sinais clínicos de desnutrição, fatores nutricionais, alimentação saudável e muito mais.

O Capítulo 2, "Desenvolvimento Infanto-Juvenil", ensina conceitos, definições e objetivos do desenvolvimento humano. Comenta as condições básicas para o desenvolvimento, etapas do desenvolvimento, período pré-natal, período neonatal, primeira infância – lactente, infância (segunda infância) –, problemas no desenvolvimento e as doenças mais comuns na infância – como catapora, caxumba, sarampo, rubéola, coqueluche, poliomielite, meningite, amigdalite, otite, laringite, conjuntivite, infecção urinária, petigo, vulvovaginite, balanopostite, anemia, diarreia, gripe –, bem como as várias formas de imunização.

O Capítulo 3, "Maus-Tratos na Infância e na Adolescência", traz conceitos essenciais sobre a família e a criança, comenta as várias formas de abuso (físico, emocional e sexual) e as covardes práticas de negligências praticadas deslealmente contra a criança e o adolescente. Aborda questões polêmicas sobre os abusos contra a criança e o adolescente nas escolas, bem como a problemática do *bullying* nos dias de hoje. Apresenta, ainda, os direitos da criança e do adolescente mais relevantes conforme reza o Estatuto da Criança e do Adolescente.

O Capítulo 4, "Terapia Medicamentosa", de forma interativa, aborda temas essenciais sobre terapia medicamentosa. Ensina de forma prática sobre fármacos, vias de administração, cuidados na administração, cuidados no preparo e administração (regras gerais), métodos e precauções, os cinco certos da administração medicamentosa, interação medicamentosa, interações farmacocinéticas, interações farmacodinâmicas, interações de efeito, interações físico-químicas, administração de medicação em pediatria e muito mais.

O Capítulo 5, "Enfermagem Pediátrica e Neonatal", ensina um dos assuntos mais relevantes para a saúde da criança e do adolescente: a enfermagem pediátrica e neonatal. Ensina as várias formas de prevenção de infecção hospitalar, infecção hospitalar em neonatologia, Infecção Relacionada a Assistência a Saúde (IRAS), guia básico de prevenção de infecção hospitalar, lavagem das mãos, higienização simples das mãos, cuidados no alojamento conjunto, o apego mãe-criança da criança hospitalizada, e os direitos da criança hospitalizada. Aborda sobre o aleitamento materno e suas dificuldades, problemas do bebê durante a amamentação, disfunção motora oral, disfunção motora oral secundária à mamadeira e à chupeta, problemas anatômicos da boca do bebê, incremento de peso inadequado, alimentação em situação de separação, orientação materna na alta médica, plano de ação para o cuidado domiciliar e muito mais.

O Capítulo 6, "Alimentação Saudável", finaliza a obra abordando a riqueza dos produtos naturais, traz dicas para uma alimentação saudável, comenta a propriedade nutritiva das frutas, os alimentos para o coração, para o fígado, para o estômago, para o intestino e muito mais.

Bons estudos!

Os autores

1

Crescimento Infantojuvenil

Para começar

Neste capítulo, aprenderemos uma das etapas mais relevantes da vida: o desenvolvimento infantojuvenil. Abordaremos conceitos históricos da puericultura, puericultura no Brasil, fatores que influenciam no crescimento, fatores intrínsecos, fatores extrínsecos, temperatura, umidade relativa do ambiente, composição gasosa do alimento, acompanhamento do crescimento, sinais clínicos de desnutrição, fatores nutricionais, alimentação saudável e muito mais.

1.1 Puericultura

1.1.1 História

A palavra "puericultura" (que vem do latim *puer*, *pueris*, criança e *cultura*, que significa cultura, criação) significa a ciência médica que se dedica ao estudo do desenvolvimento infantil, ou seja, dos cuidados com o ser humano em fase de desenvolvimento.

Relatam os antigos que o termo puericultura ficou conhecido por volta de 1762, na Suíça, a partir da publicação do livro *Tratado de puericultura*, de autoria do suíço Jacques Ballexserd. Porém, ganhou repercussão internacional em 1865, quando o médico francês A. C. Caron publicou um manual intitulado *A puericultura ou a ciência de elevar higienicamente e fisiologicamente as crianças*.

Caron resolveu publicar essa obra quando constatou, por meio de pesquisas e experiências práticas, que a maioria das crianças internadas nos hospitais de Paris, à sua época, poderia ter doenças e, consequentemente, internações evitadas, se suas mães tivessem recebido orientações de como cuidar e amamentar corretamente seus filhos. Com isso, a medicina da época reconheceu os dois pilares mais relevantes da puericultura: a prevenção e a educação em saúde.

Portanto, podemos afirmar que a puericultura é fundamentalmente uma ciência preventiva, também podendo ser chamada de pediatria preventiva.

1.1.2 Puericultura no Brasil

Para introduzir a puericultura no Brasil, precisamos, primeiro, observar dois acontecimentos peculiares que ocorriam no Brasil por volta do início século XX.

Nessa época, nosso país passava por sérios problemas de saúde pública, com elevadas taxas de mortalidade infantil, falta de hospitais e deficiência de profissionais médicos com conhecimentos pediátricos. E, paralelamente a isso, a industrialização no Brasil crescia de forma vultosa. Houve uma elevada ampliação da classe operária, entraram em vigor as primeiras leis sociais, com a regulamentação do trabalho da mulher grávida e da criança, e a saúde pública, que até então recebera apenas caráter de polícia sanitária.

Com esses fortes acontecimentos, houve uma ampliação das funções essências da saúde pública, que acabou direcionando suas funções para educação em saúde e assistência. Assim, muitas das propostas da puericultura conseguiram se constitucionalizar.

A partir da década de 1920, houve a organização do atendimento por meio dos centros de atendimento à saúde. Com isso, a puericultura começou a fazer parte do rol de atribuições dos profissionais desses serviços, propiciando um controle sobre o cotidiano das crianças e uma proposta de educação em saúde, com condições de incorporar os conceitos da chamada área da higiene, principalmente a higiene alimentar e do ambiente físico. Além de também se preocupar com o cuidado durante a alimentação, a higiene da criança e a ventilação da casa, e as assepsias em geral.

Em meados de 1940, a puericultura no Brasil passou a ganhar forma. As atividades dos centros de saúde foram aumentadas para atividades assistenciais e de ensino em saúde, como eram propostas pela puericultura, desde seu início. Suas atividades também foram reduzidas e transferidas para outros setores, como o da educação e da sociedade civil toda.

Em 1945, a puericultura foi implementada pelo dr. Álvaro Pontes Bahia, que a definia como:

> [...] Parte das ciências médicas que se ocupa em cultivar a vida e a saúde das crianças, esforçando-se para que cheguem ao mundo sadias e fortes e desenvolvam-se normalmente, amparando-as e defendendo-as contra os múltiplos perigos que as ameaçam em consequência da ação maléfica dos fatores ambientais e sociais (PESSOA, 2013).

Atualmente, a puericultura tem como foco principal a abordagem das doenças do adulto com raízes na infância, ou seja, um minucioso estudo sobre as doenças preveníveis que atacam o homem desde seu nascimento. Conseguindo atingir seu objetivo por meio:

» do acompanhamento periódico e sistemático das crianças para avaliação de seu crescimento e desenvolvimento;
» de vacinação e orientações aos pais e/ou cuidadores sobre a prevenção de acidentes;
» do aleitamento materno e orientação alimentar no período do desmame;
» da higiene individual e ambiental, assim como pela identificação precoce dos agravos, com vistas à intervenção efetiva e apropriada etc.

Como exemplo de tal abordagem, podemos citar a insuficiência de peso do recém-nascido como risco para doenças circulatórias, diabetes e obesidade. Outro ponto, porém positivo, é o aleitamento materno como o maior fator de proteção contra hipertensão arterial.

Para tanto, conta-se com a demanda de uma equipe multiprofissional que assiste não só a criança como sua família por meio das consultas de enfermagem, médica, odontológica, grupos educativos e visitas domiciliares no contexto da Atenção Básica.

O acompanhamento do crescimento da criança é considerado o pré-requisito para qualquer estratégia de promoção da Saúde Infantil.

Amplie seus conhecimentos

Dr. Álvaro Pontes Bahia (17/12/1891-8/10/1964), conhecido também como Martagão Gesteira, foi um dos médicos mais importantes da história da pediatria do Brasil, com relevante influência para os estudos da puericultura.

Nascido em Salvador, BA, concluiu seu curso de médico em 27/12/1913, tornou-se importante na história por ter conseguido reverter o quadro da porcentagem de mortes de crianças antes dos doze meses de vida. Por volta da década de 1950, dr. Álvaro Bahia foi convidado a assumir a cadeira de pediatria e puericultura na Escola Baiana de Medicina e Saúde Pública, assim permanecendo até a data do seu falecimento.

Para saber mais, visite o site da Sociedade Brasileira de Pediatria: www.sbp.com.br/.

1.2 Fatores que influenciam no crescimento

1.2.1 Fatores intrínsecos

O termo "intrínseco" quer dizer que está acompanhado, ou seja, dentro, junto, algo ligado a outro. Podemos citar como exemplo a anemia perniciosa, que é uma redução nos glóbulos vermelhos que ocorre quando o intestino não consegue absorver adequadamente a vitamina B12. No caso de anemia perniciosa, as pessoas perdem a capacidade de produzir fator intrínseco, uma substância que permite que a vitamina B12 seja absorvida pelo intestino, resultando em uma deficiência dessa vitamina, pois "a vitamina B12 está intimamente/intrinsecamente ligada ao ácido fólico" (ROGER, 2006). O ovo é um dos principais alimentos ricos em vitamina B12.

1.2.2 Fatores extrínsecos

O fator extrínseco está ligado a fatores antimicrobianos naturais nos alimentos, estruturas biológicas que têm relação com outros microrganismos, os quais, por sua vez, evoluem com temperaturas mais elevadas.

Os principais fatores extrínsecos são:

» temperatura;

» umidade relativa do ar;

» atmosfera envolvendo o alimento.

Vale ressaltar que esses fatores podem ter efeito interativo.

Temperatura: a temperatura corresponde a um dos principais fatores ambientais que influenciam o desenvolvimento das bactérias. À medida que há um aumento da temperatura, a conservação da massa celular tende a se tornar mais rápida, acelerando a taxa de crescimento. Entretanto, em determinadas temperaturas inicia-se o processo de perda da estrutura tridimensional da proteína e dos ácidos nucléicos, tornando irrealizável que as células sobrevivam.

Umidade relativa do ar: pode-se dizer que a umidade relativa do ar é a relação entre a quantidade de água existente no ar e a quantidade máxima que poderia haver na mesma temperatura. Ela é um dos indicadores usados na meteorologia como auxílio para se saber as previsões do tempo.

Podemos citar como exemplo que a umidade do ar é mais baixa principalmente no final do inverno e início da primavera, no período da tarde, entre às 12 e 16 horas.

Podemos dizer que a umidade do ar fica mais alta nas seguintes situações:

» sempre que chove, devido à evaporação que ocorre posteriormente;

» em áreas florestadas ou próximas a rios ou represas;

» quando a temperatura diminui (orvalho).

Problemas decorrentes da baixa umidade do ar:

» complicações alérgicas e respiratórias devido ao ressecamento de mucosas;

» sangramento pelas narinas;

» pele ressecada;

» irritação dos olhos;

» eletricidade estática nas pessoas e em equipamentos eletrônicos.

Atmosfera envolvendo o alimento: a produção de gases do ambiente que envolve um alimento pode determinar os tipos de microrganismos que poderão ser predominantes. A presença de oxigênio influenciará na multiplicação dos microrganismos que precisam de oxigênio (aeróbios), enquanto que sua ausência causará predominância dos microrganismos que não precisam de oxigênio (anaeróbios), embora haja bastante variação na sensibilidade dos anaeróbios ao oxigênio.

1.3 Acompanhamento do crescimento

O crescimento é um processo dinâmico, biológico e natural, sujeito a variações genéticas na forma e na função celular; enfim, significa o aumento físico do corpo, podendo ser mensurado em gramas, quilogramas, centímetros e metros.

Portanto, é considerado o indicador mais importante da qualidade de vida de uma criança, e seu acompanhamento é obrigatório durante toda a infância e adolescência.

O acompanhamento do crescimento é definido como a avaliação frequente de medidas para o diagnóstico de crescimento de indivíduos na comunidade, a fim de promover a saúde; no entanto, difere da vigilância do crescimento, que é a avaliação populacional. O crescimento normal, do ponto de vista da biologia.

O acompanhamento do crescimento infantil pela equipe multiprofissional pode aumentar o elo entre a família e a equipe de saúde.

Os fatores que influenciam o crescimento infantil são:

- alimentação;
- higiene;
- cuidados gerais com a criança;
- atenção integral.

Todo ser vivo nasce com a capacidade genética do crescimento; como consequência desse acontecimento, ocorre o crescimento da criança em cada momento de sua vida.

Veja a seguir, nos Quadros 1.1, 1.2 e 1.3, as fases de crescimento.

Quadro 1.1 - Etapas do crescimento

1ª Intrauterina	Embrionária, fetal, precoce e fetal-tardia.
2ª Primeira infância	Do nascimento aos 2 anos. Crescimento é rápido, mas desacelerado.
3ª Segunda infância	Dos 02 aos 10 anos, crescimento constante e lento.
4ª Adolescência	Dos 10 aos 20 anos aproximadamente, crescimento acelerado até os 15 anos, declinando até os 20.

Fonte: NERI, Marcelo. CPS/FGV, dez. 2005.

Quadro 1.2 - Períodos do crescimento

Período neonatal	0 dias a 28 dias
Período de infância	29 dias a 2 anos
Período de adolescência	Pré-puberal: 10 anos a 12-14 anos Puberal: 12-14 anos a 14-16 anos Pós-puberal: 14-16 anos a 18-20 anos

Fonte: NERI, Marcelo. CPS/FGV, dez. 2005.

Quadro 1.3 - Tipos de crescimento

Tipo geral ou somático	Curva em S deitado.
Tipo neural	Crescimento rápido do sistema nervoso, nos dois primeiros anos de vida.
Tipo genital	Latência até o início da puberdade; daí para frente ocorre um crescimento rápido.
Tipo linfóide	Desenvolvimento máximo até 8 a 10 anos, depois ocorre involução. Ato de andar.

Fonte: NERI, Marcelo. CPS/FGV, dez. 2005.

1.4 Sinais clínicos de desnutrição

A desnutrição é uma condição que ocorre quando o corpo não recebe a quantidade suficiente de nutrientes. Também pode acontecer pela perda de peso do indivíduo, por conta de enfermidades, má alimentação e/ou alimentação não balanceada, problemas de digestão e absorção, e determinados problemas médicos.

São sintomas mais comuns da desnutrição: o cansaço, a tontura e, principalmente, a perda de peso. Veja o esquema apresentado pela Figura 1.1.

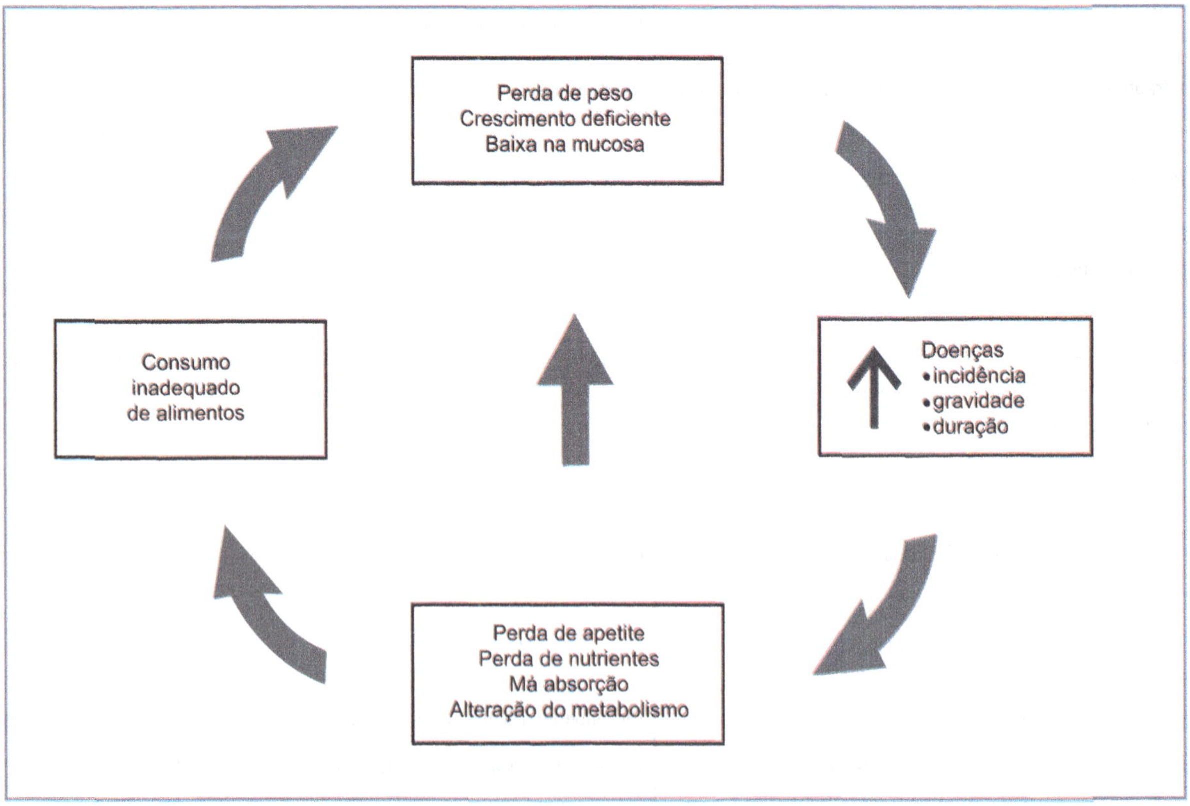

Figura 1.1 - Ciclo do consumo inadequado de alimentos que pode levar ao quadro de desnutrição.

1.4.1 Tratamento da desnutrição

O tratamento da desnutrição baseia-se em repor os nutrientes que faltam e depende da causa da desnutrição. A maioria das deficiências nutricionais pode ser corrigida. No entanto, a desnutrição é provocada por um problema médico que precisa ser tratado para reverter a deficiência nutricional. A desnutrição não ser tratada pode levar à incapacidade mental ou física e, nos caso mais graves, pode levar à morte.

A melhor forma de prevenir a maioria das formas de desnutrição é buscar uma alimentação balanceada, rica em frutas, legumes e vegetais.

1.5 Fatores nutricionais

A nutrição é um fator muito importante na manutenção da nossa saúde. Os hábitos alimentares influenciam profundamente na nutrição do ser vivo. O modo de preparo de cada alimento varia de cultura para cultura, de região para região. O importante não é a quantidade de comida que se ingere, mas sim o consumo de nutrientes em quantidades adequadas para evitar uma possível desnutrição ou até mesmo casos de obesidade bastante comuns na sociedade atualmente.

Por exemplo, 55% da população dos Estados Unidos é de obesos, enquanto no Brasil esse porcentual gira em torno de 40%. Atribui-se essa diferença na porcentagem entre os países a fatores culturais quanto aos hábitos alimentares, à compreensão sobre fatores nutricionais, à prática constante de atividades físicas etc.

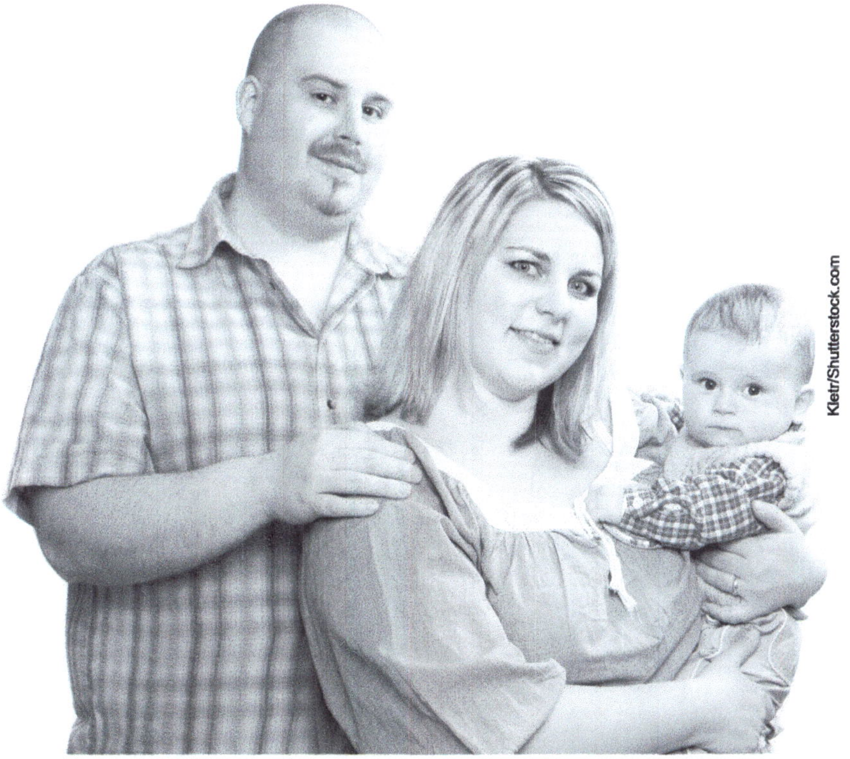

Figura 1.2 - As pessoas com maus hábitos alimentares comem demasiado açúcar e gordura.

1.5.1 Alimentação saudável

O termo "alimentação saudável" significa o alimento ou nutrição que se deve comer de forma natural e equilibrada, aproveitando, ao máximo possível, as propriedades nutritivas de cada alimento.

Por que manter uma alimentação saudável?

Manter um hábito alimentar saudável é importante em vários sentidos: ajuda a preservar a saúde; a ter mais energia e disposição no dia a dia; previne, combate várias enfermidades; traz a sensação de bem-estar natural; externa uma beleza de dentro para fora.

Fique de olho!

Uma alimentação saudável na infância é essencial para o desenvolvimento psíquico, fisiológico e social de qualquer criança.

Uma alimentação saudável deve ser composta pelos elementos apresentados na Figura 1.2: carboidratos, proteínas, fibras, gorduras, cálcio e outros minerais, sem deixar de lado as vitaminas, tudo em sua medida certa. Devem-se priorizar os cereais, as verduras, as frutas e os legumes. Sempre que possível, deve-se alternar as cores dos alimentos no prato, pois são os minerais e as vitaminas que dão a coloração diversa aos alimentos; essa é uma dica fácil para se saber quão variada está a ingestão dos nutrientes.

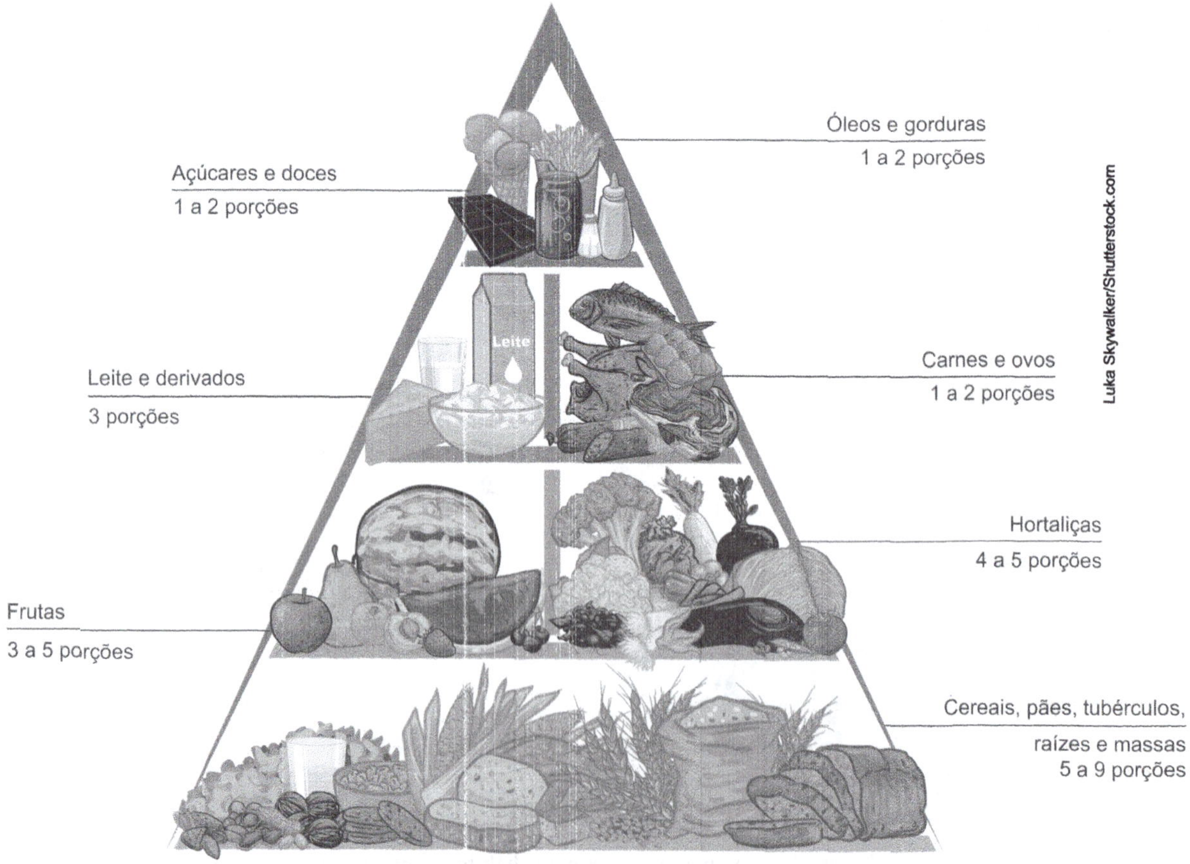

Figura 1.3 - Pirâmide de alimentos e sua relevância de consumo.

Na alimentação saudável, tudo que você come está contribuindo de certa forma para o seu bem-estar. As frutas e as verduras colhidas no campo possuem propriedades nutritivas excelentes para o desenvolvimento do ser humano. Saber aproveitar a riqueza nutritiva dos alimentos é caminhar para uma vida melhor.

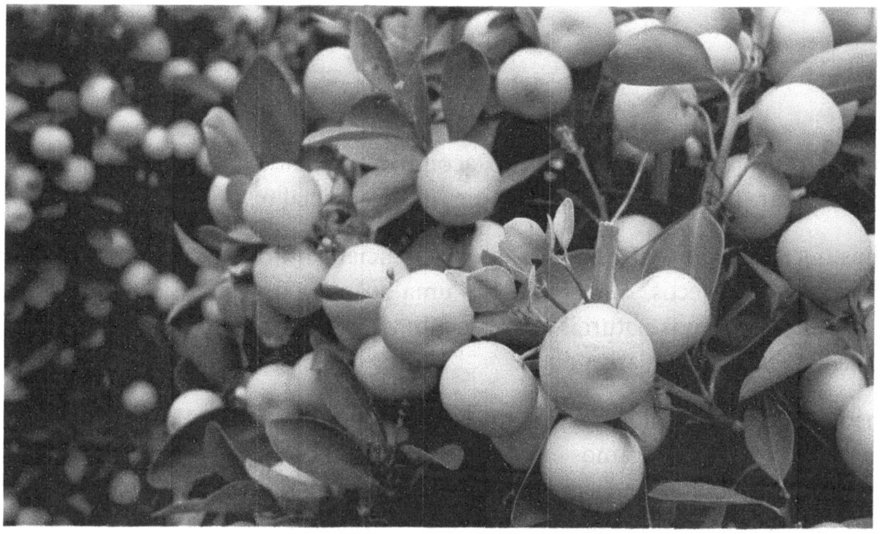

chanwangrong/Shutterstock.com

Figura 1.4 - A laranja é rica em vitamina C.

Por exemplo, a banana, que é uma das frutas mais consumidas e nutritivas do mundo, é rica em vitaminas e minerais e ideal para todos os que sofrem de doenças do coração (enfarte, angina do peito, arritmias, insuficiência cardíaca etc.) ou de anomalias do sistema circulatório, como a arteriosclerose e a hipertensão arterial.

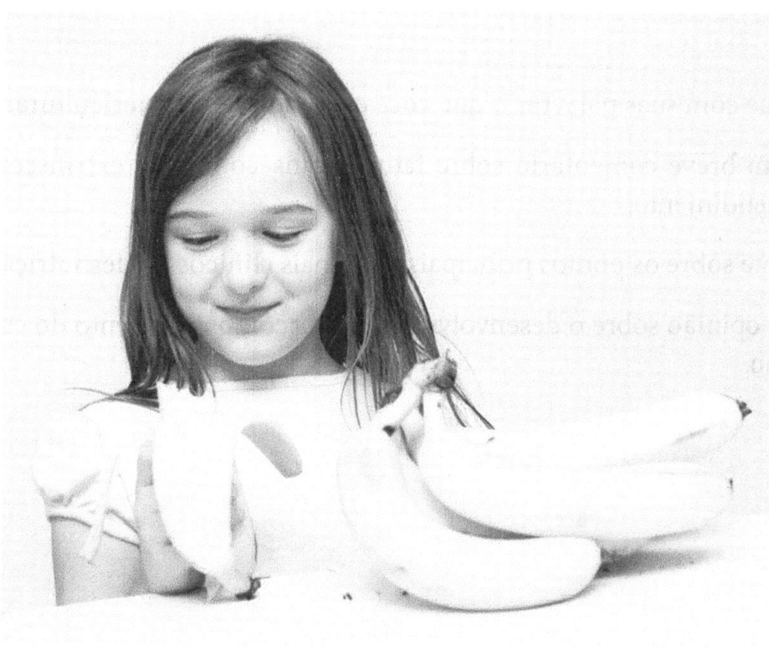

Kylie Walls/Shutterstock.com

Figura 1.5 - A banana pode ser encontrada praticamente em todas as estações do ano.

Outro exemplo é a uva que, além de ser uma fruta saborosa e bonita, tonifica o coração e fluidifica o sangue, tornando-o mais puro e saudável para o organismo. O seu sabor a faz ser uma das frutas mais cultivadas do mundo, perdendo somente para a laranja. É rica em vitaminas e sais minerais, com quantidades bem significativas de vitaminas A, C, E e fibras que favorecem o bom funcionamento das artérias do coração, em especial, as coronárias que irrigam o músculo cardíaco.

Vamos recapitular?

Neste capítulo vimos que puericultura é o acompanhamento do desenvolvimento infantil e de todos os seus cuidados para com o ser humano desde sua fase inicial prioritariamente.

Aprendemos que os importantes fatores que influenciam no crescimento e no desenvolvimento do ser vivo são: fatores intrínsecos, que significam uma ação ligada à outra; e os fatores extrínsecos, que ocorrem com antimicrobianos naturais em alimentos que, por sua vez, são temperatura, atmosfera envolvendo o alimento e umidade relativa do ar.

O crescimento do ser humano deve ser acompanhado regularmente, todo acompanhamento se torna indispensável. A partir daí, entramos em sinais clínicos da desnutrição, alguns são visíveis e outros precisam de uma análise mais detalhada do médico. Isso está ligado a fatores nutricionais essenciais na nossa saúde, como a forma de se alimentar etc.

Agora é com você!

1) Explique com suas palavras o que você entendeu sobre puericultura.
2) Faça um breve comentário sobre fator intrínseco e fator extrínseco de acordo com seu entendimento.
3) Comente sobre os pontos principais dos sinais clínicos da desnutrição.
4) Dê sua opinião sobre o desenvolvimento do acompanhamento do crescimento do ser humano.

2

Desenvolvimento Infantojuvenil

Para começar

Conheceremos todas as fases de desenvolvimento da criança e suas condições básicas. As características desse desenvolvimento são o tema deste capítulo, em que também veremos as principais doenças e medidas a serem adotadas para preveni-las.

2.1 Desenvolvimento humano: conceitos, definições e objetivos

A complexidade do desenvolvimento humano é decorrente de vários fatores que se interligam para a formação do homem; cada componente presente nessa relação é importante para o seu ápice, em que qualquer ausência ou alteração significativa de um desses fatores pode ter grande impacto em sua plena composição. Mas que fatores são esses?

A formação humana é mais que apenas seu desenvolvimento físico, já que alterações em suas propriedades celulares ou de deficiência genética já seriam o suficiente para que o homem não alcançasse sua formação em toda a sua plenitude. Isso desmistifica o pensamento de que o desenvolvimento é simplesmente o crescimento da criança até sua fase adulta; portanto, é necessário atentar-se também a outros fatores interdependentes, mas que integrados são importantes para o desenvolvimento humano, como os aspectos psicológicos, cognitivos, biológicos, sociais e outros para a compreensão de todo o seu contexto.

Vejamos as definições de alguns termos, para que possamos compreender de forma mais clara os seus conceitos.

- Crescimento: significa aumento físico do corpo, ou seja, crescimento muscular, ósseo etc.
- Maturação: é a organização progressiva das estruturas morfológicas que incluem a formação das células, órgãos, sistema circulatório, sistema nervoso central e outros componentes genéticos.
- Desenvolvimento: se refere à transformação completa do ser humano em todos os seus aspectos de forma contínua, dinâmica e progressiva, que inclui o crescimento, a maturação, a aprendizagem e os aspectos psíquicos e sociais.
- Desenvolvimento psicossocial: é o processo pelo qual os aspectos biológicos, psíquicos, cognitivos, ambientais, socioeconômicos e culturais influenciarão a criança para adquirir capacidade de se locomover, coordenar, sentir, pensar e interagir com os outros e o meio que a rodeia.

Como podemos observar, não é uma questão de um determinado conceito ou definição estar certo ou errado, mas de se usar cada termo de acordo com o assunto a ser tratado; no caso da análise do desenvolvimento humano desde sua tenra idade, todos os aspectos citados são relevantes.

2.2 Condições básicas para o desenvolvimento

Nos primeiros estágios da vida, os aspectos mais monitorados no desenvolvimento infantil são suas características morfológicas e de crescimento que, por meio de exames e avaliações clínicas específicas, poderão, posteriormente, servir como base para acompanhar os progressos neuropsicomotores da criança. Não que estes não sejam monitorados, mas sua observância requer uma avaliação mais precisa a médio prazo, já que fatores ambientais também são importantes no processo de maturação, em que estímulos externos (cuidados, carinho, alimentação) têm influências contundentes no desenvolvimento infantil.

Os fatores que determinam essas condições, como visto no Capítulo 1, são:

- Fatores intrínsecos: são fatores morfológicos e de crescimento, pelos quais serão determinadas as características físicas da criança, ou seja, seus atributos genéticos (cor dos olhos, tipo de cabelo etc.).
- Fatores extrínsecos: são os fatores externos, que circundam o bebê desde o seu ambiente de vida intrauterina, principalmente pelas condições de saúde e nutricional da mãe.

Apesar de especialistas considerarem que o crescimento da criança tem uma sequência previsível e regular, é importante observar que os fatores intrínsecos e extrínsecos provocam variações de um indivíduo para o outro, nas quais os progressos devem ser analisados de forma individual e específica, para uma melhor avaliação do desenvolvimento de cada criança.

Fique de olho!

O bem-estar emocional da mãe também influencia de forma significativa o bem-estar do feto, embora não seja determinante em todos os problemas ulteriores que porventura possam surgir.

2.3 Características do desenvolvimento

No decorrer dos anos, as características do ser humano vão se desenvolvendo, e ele vai adquirindo todas as propriedades para a sua formação por meio dos fatores já citados no item anterior, de acordo com sua herança genética e influências externas. No entanto, é necessário ressaltar que as características são introduzidas naturalmente, desde que não haja qualquer anormalidade na rotina de seu desenvolvimento e seu crescimento.

As características biológicas no ser humano são específicas, e a ausência de qualquer uma delas poderá comprometer de forma significativa o desenvolvimento da criança, já que são aspectos importantes para diferenciá-lo dos demais seres vivos. Por exemplo:

» Posição ereta: tem como finalidade a locomoção e a execução de atividades proativas como caminhar que, no caso do bebê, passa por vários eventos necessários para o seu desenvolvimento motor.

» Comunicação: envolve a capacidade para se interagir por meio da linguagem, ou seja, os primeiros sinais de escuta e fala inteligíveis da criança, junto com os fatores ambientais à sua volta. A criança começa a se comunicar racionalmente com as pessoas do seu convívio, claro, dentro das limitações de sua idade.

» Evolução social: fatores psicossociais vão se incorporando em cada ser humano e moldando a criança em seu desenvolvimento para sua devida adequação no meio em que nasceu, por exemplo, o idioma falado pelos seus pais.

Lembre-se

A palavra "infante" vem do latim *infans*, que significa incapaz de falar. É por isso que o choro e o sorriso da criança são importantes para a avaliação de sua satisfação ou não com os cuidados que lhes são dispensados.

2.3.1 Características neurológicas

O desenvolvimento neurológico começa desde a concepção do ser humano, quando a estrutura do sistema nervoso central adquire todas as propriedades necessárias para o seu funcionamento. O sistema nervoso central é o conjunto do encéfalo e da medula espinha dorsal e tem papel fundamental no controle do corpo.

É um período muito importante (período crítico) para a formação do bebê, pois nessa fase ocorre o desenvolvimento celular no organismo, sendo que a maioria das células é produzida em até seis meses de vida. Portanto, o sistema nervoso central está bastante vulnerável e, se algum evento adverso ocorrer nessa etapa, lesões podem comprometer as fases de crescimento e de maturação, consequentemente, refletindo em toda a sua formação.

O desenvolvimento neurológico acontece em etapas sequenciais já predeterminadas: ao chegar nos dois anos de vida, a cabeça da criança alcançará o tamanho que provavelmente terá no restante de sua vida, porém com plasticidade cerebral menor. Entretanto, vamos ver a definição de plasticidade cerebral:

É a denominação das capacidades adaptativas do SNC (sistema nervoso central) - sua habilidade para modificar sua organização estrutural própria e funcionamento; é a propriedade do sistema nervoso que permite o desenvolvimento de alterações estruturais em resposta à experiência, e como adaptação a condições mutantes e a estímulos repetidos (LUNA, 2012).

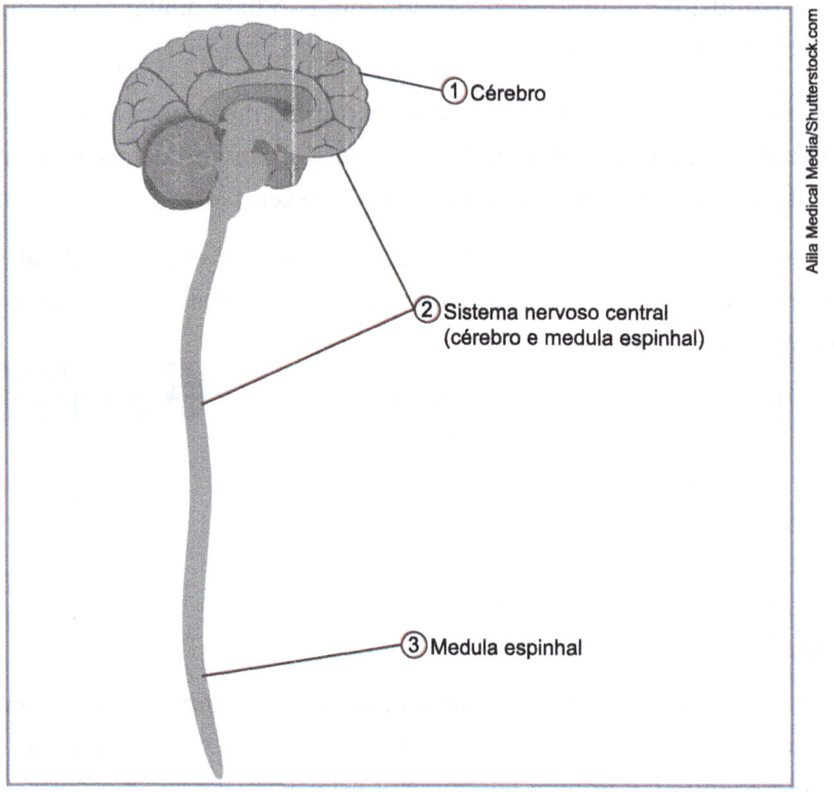

Figura 2.1 - É por meio do sistema nervoso central (SNC) que são impulsionados os estímulos para os sentidos (audição, visão, olfato, paladar e tato) do ser humano e os comandos aos músculos e glândulas do ser humano.

Fique de olho!

A plasticidade cerebral tem a capacidade de aprender por meio de estímulos do ambiente e das experiências de seu mediador; quanto mais experiências, maior a capacidade de aprender e mais conexões o cérebro realizará.

2.3.2 Características psíquicas

Os fatores psíquicos vão se desenvolvendo no decorrer das relações entre a criança e as pessoas à sua volta, sendo determinante a participação dos responsáveis, no caso os pais e parentes próximos. Porém, essa relação já é estabelecida antes mesmo de a criança nascer; por meio de providências cerimoniais - escolha do nome, decoração do quarto, planos para o futuro -, um vínculo emocional e afetivo vai sendo criado, em que a resposta intrauterina, às vezes, acontece instintivamente. Ressaltamos que essa é uma hipótese não comprovada, porém também não é descartada.

Talvez por fatores psíquicos e orgânicos, esse vínculo é mais significativo na relação entre a mãe e o feto, pois há uma troca de experiências entre eles que vai além da ligação do cordão umbilical; enquanto o bebê vê na mãe o "porto seguro" de sua incapacidade física motora em cuidar de si mesmo, a mãe se vê na responsabilidade prazerosa de assumir compromissos nessa missão, que serão determinantes para estreitar esses laços para ela e o pai, e, com isso, garantir o perfeito equilíbrio de confiança mútua entre todos.

A confirmação dessa confiança que o bebê nutre pelos seus pais pode ser observada em atitudes simples: quando a criança chora por estar com fome; quando reconhece as pessoas e o ambiente em que está por meio do olhar; quando levanta os braços para ir ao colo dos seus genitores. Não são meras coincidências, mas efeitos das contribuições dos pais para o desenvolvimento da inteligência da criança em sua estrutura cognitiva.

2.4 Etapas do desenvolvimento

Nos primeiros seis meses de vida, a preocupação é focada em verificar as condições físicas do bebê, por meio de avaliações clínicas que possam fornecer informações importantes como peso e altura, além dos seus respectivos exames médicos. Depois começam a ser observadas as capacidades motoras da criança (em torno de 8 a 10 meses), posteriormente, o aspecto cognitivo é o que ganha mais atenção, em particular o processo de desenvolvimento da linguagem.

Porém todas essas etapas possuem características próprias e predeterminadas em seu desenvolvimento e têm os próprios objetivos bem claros a cumprir em todos os seus estágios, como veremos a seguir.

2.4.1 Período pré-natal

É o período que compreende da concepção até o nascimento. Na concepção, o bebê recebe a herança genética dos pais e começa a relação intrauterina física e emocional entre a mãe e o filho. Nessa fase, o organismo providenciará as condições necessárias para o nascimento, e as características físicas serão moldadas (cor dos olhos, cabelos, pele etc.) internamente, ao mesmo tempo em que serão idealizadas nos pensamentos de seus pais.

Durante a gestação, o bebê mostrará certa autonomia em relação à mãe, na qual poderá reagir a estímulos externos diretos (toques, carinho) ou indiretos (ruídos), e seu sono vigília pode diferir a de sua genitora.

2.4.2 Período neonatal

Este período corresponde de 0 (zero) a 28 dias, e o bebê depende absolutamente de outra pessoa para sobreviver, sendo um indivíduo passivo. Porém é possível fazer uma pré-avaliação de suas condições neurológicas por meio de estímulos externos, a fim de determinar os cuidados que a ser dispensados ao neonato.

As respostas aos estímulos são generalizadas e, sem uma coordenação motora controlada, são chamados de reflexos corticais (pela ação do córtex cerebral), pela qual a criança desenvolve ações voluntárias mediante uma ação provocada (ações assimétricas), ao contrário das reações simétricas, que são respostas involuntárias em resposta ao meio ambiente em que está.

Fique de olho!

"O córtex cerebral corresponde à camada mais externa do cérebro, sendo rico em neurônios e o local do processamento neuronal mais sofisticado" (FLOR, 2011).

Os reflexos podem ser divididos em três grupos, de acordo com sua evolução:

» Manifestações normais que ocorrem por algum tempo e somente reaparecem em condições patológicas: reflexo tônico cervical, retificação corporal, reflexo de Moro e o sinal de Babinski.

» Reflexos que existem normalmente e desaparecem com a evolução e reaparecem como atividades voluntárias: reflexo de preensão, sucção ou marcha.

» Manifestações que persistem por toda a vida, ou seja, os vários reflexos profundos e os reflexos cutâneos abdominais.

Entre os sinais importantes a serem observados estão os movimentos do bebê e sua postura, principalmente os movimentos esporádicos de pernas e braços, geralmente fletidos em posição de supina ou prona; outras características normais nessa idade são: a reação a barulhos muitos fortes e abruptos; o costume de dormir grande parte do tempo; percepção visual e sonora; e clara preferência paladar por doce. Porém, é importante observar que, apesar das reações assimétricas do bebê, instintivamente se pode perceber ações inteligíveis nesse processo, pois demonstra comunicação para informar alguma coisa, como fome, saciedade, irritabilidade, medo, conforto etc.

O período neonatal também é característico pelo surgimento das primeiras funções motoras, muito importantes para uma pré-avaliação positiva da integridade do sistema nervoso central, como os reflexos de busca e sucção na hora da amamentação e da preensão (ação ou resultado de prender, segurar, agarrar).

No aspecto de formação do vínculo emocional, é possível também notar uma pronta resposta do bebê em relação aos pais e entes mais próximos, que, se na vida intrauterina já havia essa forte relação entre mãe e filho, se acentua cada vez mais conforme seu desenvolvimento, como o olhar da criança que pode ser traduzido como a busca e o reconhecimento da protetora materna que, por meio de sorrisos e choro, é uma das formas de o bebê dizer que necessita de ajuda e carinho.

2.4.3 Primeira infância: lactente

Esta fase corresponde de 29 dias a 2 anos, e as modificações na criança se aceleram, principalmente nos aspectos neuropsicomotor. A criança inicia uma interação com outra parte do seu corpo (os pés), suga os dedos das mãos, e, gradativamente, sua coordenação motora começa a dar sinais de desenvolvimento, em que seus membros superiores começam a agarrar objetos, assim como mordê-los.

Os ritmos de sono, alimentação e excreção vão estabelecendo uma relação com a mãe, de acordo com a presença ou ausência dela, e esses intervalos nas atividades conjuntas entre ambos vão ajudando o bebê a diferenciar o dia da noite. Também no período lactente, a criança, aos poucos, vai progredindo em suas características cognitivas, por meio de brincadeiras e diálogos com seus entes protetores, na qual a figura do pai e a dos irmãos também começa a ganhar posição de destaque, pois a criança entende instintivamente os papéis desses para sua formação e convívio. É ainda nesta fase que o diálogo por meio de trocas sonoras começa a ser substituído por uma linguagem em que a criança começa expressar sua individualidade.

2.4.4 Infância (segunda infância)

Este período corresponde dos 2 aos 6 anos de idade, quando há o aprimoramento das habilidades como a capacidade de comunicação, locomoção (andar e correr), interação maior com as pessoas à sua volta (em especial outras crianças), manuseio de objetos e clara evolução em aspectos de sua individualidade, como querer ter autonomia e explorar os acontecimentos à sua volta.

No começo, não há organização nessas habilidades, pois falta ao bebê vivência e experiência para executá-las, e as atividades motoras e de comunicação são realizadas de forma descoordenada e irracional, por exemplo, começar a andar sem saber para onde e para quê; suas atitudes têm como finalidade apenas a curiosidade e a brincadeira, já que a criança não tem esclarecimento para fazer as próprias escolhas.

Em torno dos 3 anos, aspectos da cultura humana vão se enraizando em sua personalidade, como questionar, se reconhecer como indivíduo, fazer algumas escolhas (como querer brincar sozinha), se comunicar por meio de gestos corporais e o surgimento de fobias reais (medo da água, do fogo, de insetos ou animais) ou imaginários (medo do escuro, personagens fantasiosos), além claro, do receio em contrariar os pais, que começam a disciplinar seus excessos para sua segurança e educação.

Fique de olho!

Cuidar dos filhos para que não venham a sofrer acidentes nas brincadeiras faz parte da educação social com que os pais devem se preocupar, para a criança não criar fobias e traumas que retardem o seu desenvolvimento.

2.5 Problemas no desenvolvimento

Problemas de origem orgânica podem ocorrer no desenvolvimento do bebê, devido a complicações no parto ou de ordem genética. Nesses casos, são necessários esclarecimentos devidamente diagnosticados e tratamento específico, a ser estendido também à mãe, principalmente quanto ao apoio psicológico. Os tipos de problemas podem ser diversos, como síndrome de Down, paralisia cerebral, doenças metabólicas, complicações devido a nascimento prematuro etc. Cada caso é avaliado por especialistas clínicos que, além de encaminharem para tratamento terapêutico, terão a incumbência de orientar e informar os pais sobre as possíveis sequelas ou expectativa de melhoras em tratamentos a longo prazo.

Preocupações em relação a problemas orgânicos podem afetar emocionalmente os pais, em especial a mãe, que pode criar uma barreira psicológica em relação ao filho, caso não tenha maturidade para aceitar a realidade que se apresenta, isto é, devido ao bebê não apresentar as características que porventura se tenha desenhado no planejamento familiar.

Como foi abordado neste capítulo, a relação entre a mãe e o bebê é essencial para o desenvolvimento da criança, em que se deve haver uma dedicação ainda maior para vencer as barreiras eventualmente impostas à criança, que poderá não responder aos cuidados maternos, devido às deficiências no processo de maturação.

No entanto, há também problemas psíquicos que acontecem diferentemente do que apresentamos aqui, em que são diagnosticadas perturbações funcionais sem nenhuma lesão orgânica aparente. O fato de não haver nenhuma alteração orgânica estrutural não significa um desenvolvimento pleno em outros aspectos. Devem ser observados sintomas como alergias, febres, cólicas ou vômitos ou ainda perturbações ligadas ao sono, a fim de associá-los a algum problema orgânico e, na ausência destes, procurar diagnosticar algum transtorno psíquico que possa ser o causador de tais reações físicas.

Fique de olho!

A ausência ou interrupção da interação do filho com a mãe, como a perda do olhar dirigido do bebê à sua genitora, pode ser alguma alteração de ordem neurológica, na qual deve haver a intervenção de um profissional, logo que diagnosticada.

2.5.1 Avaliação do desenvolvimento

Como estudamos até aqui, são diversos os problemas que podem ocasionar a interrupção ou o retardamento do desenvolvimento infantil, sendo necessária uma avaliação consistente, metódica e de observação constante dos progressos da criança, em que são muito importantes as informações dos pais para a ajuda dos profissionais pediátricos envolvidos.

Os parâmetros necessários devem estar abalizados em quatro áreas fundamentais para o seu desenvolvimento para que, se constatada qualquer anormalidade, seja possível diagnosticar os desvios de desenvolvimento listados a seguir:

» Postura e motricidade global: envolve a habilidade de controlar as contrações dos grandes músculos corporais na geração de movimentos amplos.

» Visão e motricidade fina: é a capacidade para executar movimentos finos com controle e destreza (por exemplo, usar uma tesoura ou um lápis).

» Audição e linguagem: é a estimulação sonora para a maturação do aparelho auditivo e aquisição das competências da fala.

» Comportamento e adaptação social: é a introdução da criança em seu meio e o modo como ela reage e se adapta aos fatores ambientais à sua volta, inclusive de relacionamento com outras pessoas.

Para analisar os desvios de desenvolvimento, é necessário que se avalie várias fases de vida da criança, assim seus resultados não podem ser rigorosamente conclusivos em sua avaliação final, pois os parâmetros usados podem levar a erros de interpretação, já que pode haver o retardamento no desenvolvimento em algum tópico e avanço em outro, ou vice-versa, e esses se igualarem posteriormente durante o crescimento da criança.

Entretanto, apesar da flexibilidade nos resultados da avaliação, é possível haver algumas observações nos desvios (sinais de alerta) que podem ajudar no diagnóstico em diferentes fases da vida infantil, como listados no Quadro 2.1.

Quadro 2.1 - Sinais de alerta durante o desenvolvimento infantil

3 meses	Membros sempre tensos; mãos sempre fechadas; não fixa olhar; não se sobressalta a ruídos; não sorri; e não fornece respostas a outras ações assimétricas e simétricas.
3 a 6 meses	Irritabilidade ao tocar; não olha nem pega objetos (desinteresse) e membros inferiores rígidos.
9 meses	Não senta ou mantém-se sentado imóvel, apático; comunicação ausente ou monótona; presença de estrabismo.
12 meses	Não se põe em pé e não se mantém em pé; não se interessa por brinquedos ou pelo ambiente; não responde a sons.
18 meses	Continua apático; não se põe em pé; baba e leva tudo à boca; não dá continuidade aos chamamentos vocais.
2 anos	Prefere não andar; parece não compreender os chamados vocais; não age como outras crianças de sua idade (imitar, brincar etc.); e continua indiferente ao seu ambiente.

Até os 2 anos de idade, é possível que alguns desses ou outros sinais de alarme surjam durante o desenvolvimento infantil, e muitos deles apenas servem como campo de observação para os pais e especialistas, quando dos 3 anos de idade em diante a criança pode começar a agir normalmente. O problema consiste na perpetuação ou agravamento desses sinais, o que significaria problemas orgânicos e psíquicos que somente um profissional pode avaliar.

A motricidade global envolve grandes movimentos realizados com o corpo. Esses movimentos, para serem bem-sucedidos, dependem de coordenação motora, precisão, ritmo, agilidade, fluidez, postura e um bom tônus muscular.

2.6 Doenças mais comuns na infância

Muitos são os motivos de doenças na infância, principalmente as doenças infecciosas que são ocasionadas porque o sistema imunológico da criança ainda não está completamente desenvolvido. Assim, agentes biológicos oportunistas atacam o sistema de defesa e se instalam de forma agressiva.

Além da imunização por medidas profiláticas (vacinas), de acordo com o cronograma para as vacinações e reforços nas várias fases de vida da criança, algumas condições de saúde são importantes para o seu desenvolvimento e prevenção, como:

» Alimentação adequada: priorizar a qualidade dos alimentos, ricos em ovos, leite, carne, frutas e verduras, além da possibilidade de complementos vitamínicos, desde que receitados pelo pediatra.

» Acompanhamento pediátrico: é importante a avaliação regular da saúde da criança, que deve ser levada periodicamente para pesagem, vacinações, exames e outros da competência do médico pediátrico.

» Acompanhamento odontológico: os dentes, além de receptores de várias bactérias que podem estragar precocemente a dentição da criança, são uma porta aberta para que eles se espalhem em outras parte do organismo.

A seguir, apresentaremos algumas das doenças comuns no desenvolvimento infantil.

2.6.1 Catapora

A varicela, mais conhecida como catapora, é uma doença infecciosa contraída pelo vírus Varicela Zoster. É uma das doenças contagiosas mais comuns na infância e sua característica principal é o surgimento de pintas vermelhas em todo o corpo. Essas pintas começam no tronco e vão se espalhando pelo resto do corpo (rosto, braços, pernas) e, em casos especiais, para dentro da boca, do nariz, das orelhas e outros orifícios.

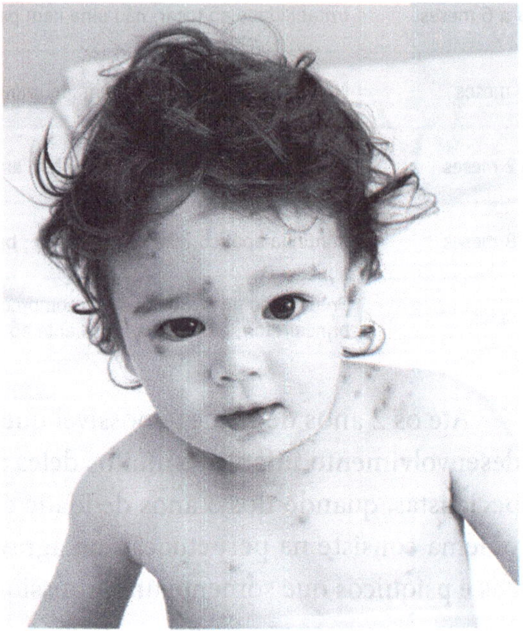

hartphotography/Shutterstock.com

Figura 2.2 - A catapora é uma doença infecciosa.

As pintas vermelhas posteriormente se transformam em bolhas d'água, que não devem jamais ser removidas (principalmente não estouradas com as unhas) para não causar infecções e deixar marcas permanentes na pele da criança. As pintas entrarão em processo de cicatrização, secarão e sua "casca" cairá. Há ainda outras reações no organismo, como grande coceira na pele, cansaço, cefaleia e perda de apetite. Em casos mais crônicos, há o surgimento de dores locais, dor no peito e dificuldades para se respirar, sendo necessária a medicação com antibióticos para evitar um quadro de pneumonia. Geralmente, o vírus entra no corpo pela via respiratória, mas tocar nos ferimentos pode contagiar quem nunca teve a doença, pois quem já foi infectado não corre esse risco por ser uma patologia que ocorre uma vez só na vida. Mulheres grávidas e recém-nascidos devem receber atenção redobrada, pois, nesses casos, a doença é mais agressiva e pode até matar a criança; em casos teoricamente mais "leves", é recomendado beber bastante água, repousar e fazer limpeza com produtos e antibactericidas receitados pelo médico.

2.6.2 Caxumba

Outra doença de alto potencial de contágio é a caxumba. Trata-se de uma infecção viral das glândulas salivares (parótida), sublinguais ou submandibulares, as quais incham próximo aos ouvidos, ao redor do pescoço e logo abaixo das orelhas, deixando todo o local dolorido. O contágio se faz, geralmente, em ambientes fechados, por meio de contato com a saliva (espirros, tosse) da pessoa infectada, pelo toque seguido da mão infectada na boca e nariz e pelo compartilhamento de objetos pessoais, principalmente talheres, copos etc.

Além do inchaço e da dor no local, os sintomas mais comuns são perda do apetite, náusea, vômito, dor de cabeça, febre e dores nos orgãos sexuais; no caso de gestante, há o risco de aborto. Em casos excepcionais, a caxumba pode avançar para um quadro de meningite, diminuição da capacidade auditiva e esterilidade.

Não há um tratamento específico, já que o próprio organismo combate o vírus, mas sim medicação para aliviar as dores com uso de analgésicos; é imprescindível que o paciente fique em repouso.

2.6.3 Sarampo

Outra doença de infecção viral e facilmente transmitida é o sarampo. Semelhante à catapora, tem como características o surgimento de pintas vermelhas e muita coceira que, depois de cinco a seis dias, tornam-se manchas escuras e começam a descamar. O sarampo também é transmitido pelas vias respiratórias e pelo contato físico com o doente, porém suas semelhanças com a catapora param por aí, já que, se o doente não for devidamente tratado, podem surgir complicações graves como pneumonias, diarreias crônicas ou encefalites. Em resumo, o risco de morte não é algo que possa ser descartado, principalmente em crianças em pleno desenvolvimento imunológico. A Organização Mundial da Saúde (OMS) fez um acordo com vários países para reduzir o número de casos em 95% por meio da vacinação.

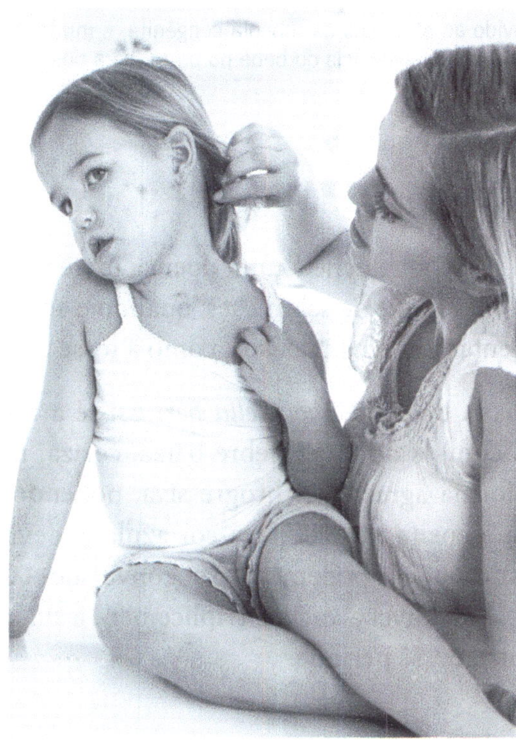
Monkey Business Images/Shutterstock.com

Figura 2.3 - O sarampo é transmitido por vias respiratórias.

Os sintomas costumam ser febre, tosse, olhos inchados e irritados, e apesar de estar erradicado em países onde há eficientes programas de vacinação, em países em desenvolvimento e com estrutura de combate e prevenção epidemiológica frágil, o risco de haver milhares de vítimas fatais (crianças e/ou adultos) é muito grande. Quanto às recomendações, o tratamento do sarampo é também muito semelhante ao da catapora: repouso, beber bastante líquido, não coçar as feridas e medicação com analgésicos aos pacientes.

2.6.4 Rubéola

A rubéola é causada pelo vírus chamado Rubivírus da família Togaviridae e pode ser transmitida de duas formas: por meio do contato direto (tosse, espirro ou gotículas salivares da fala) ou através da gestação (rubéola congênita). Essa doença é assim chamada porque o paciente apresenta uma aparência avermelhada (rubro) durante a enfermidade, e os seus sintomas é uma mistura dos sintomas comuns do sarampo, catapora e caxumba, como aumento das glândulas perto do pescoço e ouvido, febre, dor de garganta, cefaleia e mais uma vez, o surgimento de pintas vermelhas em todo o corpo.

O que difere a rubéola é o seu alto risco em caso de contaminação de gestantes, já que a rubéola congênita pode ser transmitida para o feto pelo sangue, podendo causar danos na formação do bebê, inclusive com a possibilidade de natimorto (nascer morto).

O tratamento e a atenção também não são diferentes, pois o próprio organismo se encarrega de exterminar o vírus. O que, na verdade, pode ser feito é a medicação para aliviar a febre e as dores de cabeça, muito repouso e isolar o paciente para não contaminar outras pessoas.

Fique de olho!

Devido ao alto risco da rubéola congênita, é muito importante que as mulheres se vacinem antes de engravidar, pois, em caso da sobrevivência do bebê no parto, há a possibilidade de deformações congênitas como surdez e problemas visuais.

2.6.5 Coqueluche

A coqueluche é uma doença extremamente perigosa às crianças, principalmente recém-nascidos com idade de seis meses, quando o seu sistema respiratório e pulmonar ainda é muito frágil para aguentar esforços intensos, como a tosse comprida e contínua, sua principal característica.

A bactéria *Boodetella pertussis* é a responsável pela transmissão, e seus sintomas são parecidos com os da gripe (febre baixa, coriza, mal-estar e tosse seca). Porém, a tosse vai se acentuando de forma agressiva e progressiva, podendo causar falta de ar, ruborização do rosto e até aspectos cianóticos (a pele adquire cor azulada devido à deficiência na oxigenação do sangue), e, em casos mais crônicos, podem ocorrer convulsões, alterações neurológicas e desidratação nas crianças, sendo imprescindível a vacina Tríplice para a sua prevenção, entre dois meses a quatro anos, com reforços dentro desse período.

2.6.6 Poliomielite

A poliomielite é uma doença infeciosa que causa paralisia infantil e, ao contrário do que muitos pensam, pode ser transmitida a pessoas adultas também, e pode se manifestar após dez dias de seu contágio. O vírus se prolifera no intestino ou na faringe e afeta o sistema neurológico da vítima. O poliovírus pode ser transmitido por via oral por meio de espirros, tosse e a fala (gotículas salivares). Como, geralmente, o material contaminante tem origem em coliformes fecais (fezes),

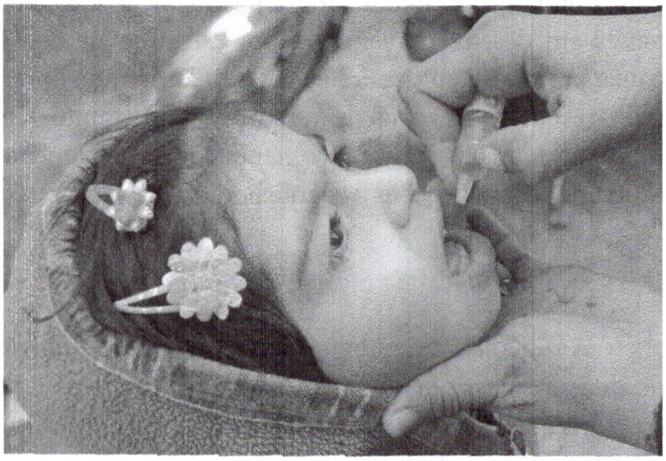

Asianet-Pakistan/Shutterstock.com

Figura 2.4 - A poliomielite causa paralisia infantil.

aspectos sanitários do ambiente e higiene pessoal são importantes como barreira de proteção para não adquiri-la.

Seus sintomas são parecidos com o de outras doenças virais, como febre, dor de garganta, náuseas, vômitos ou diarreia, mas a característica específica da doença é a perda dos reflexos e força muscular, causando a paralisia em um dos membros inferiores (pernas) permanente no paciente. Há, ainda, a possibilidade de problemas subsequentes de insuficiência respiratória e, em casos crônicos, a morte. Não há cura nem tratamento específico, e o melhor a fazer é a prevenção por meio de medidas profiláticas (vacinação). A administração da vacina deve ser feita conforme o cronograma de programas de vacinação oficiais do Ministério da Saúde e orientadas pelo médico pediatra.

2.6.7 Meningite

A meningite é uma doença viral ou bacteriana que causa a inflamação das membranas, ou seja, o encéfalo, a medula espinhal e outras partes do sistema nervoso central. A meningite bacteriana é a mais comum e também a mais grave, a qual é transmitida pelas bactérias meningococo, pneumococos ou hemófilos, que são sendo propagadas pelas vias respiratórias; seus principais sintomas são febre alta, mal-estar, vômitos, fortes dores de cabeça, rigidez na nuca, dores musculares e, no caso dos bebês, a "moleira" eleva-se e o risco de sequelas neurológicas é alta, podendo ser irreversíveis.

Assim como na maioria das doenças virais, o que deve ser feito não é exatamente um tratamento, mas sim procedimentos padrão para a prevenção e o alívio do paciente. Por exemplo: evitar o contato com outras crianças, ambientes abafados e aglomerados; ter cuidados com higiene pessoal; principalmente, ministrar a vacinação (anti-HIB); e fazer o diagnóstico o mais rapidamente possível. Essas ações são importantíssimas para o combate à doença, que curiosamente pode ser mais agressiva nos dois polos da existência humana: os recém-nascidos e os idosos.

2.6.8 Doenças diversas

As doenças até aqui abordadas são patologias que os aspectos de prevenção são essenciais para que quadros mais graves não se desenvolvam, em que as medidas profiláticas (vacinas), o diagnóstico precoce e a adoção de práticas saneantes de higiene pessoal e ambiental fazem toda a diferença para o seu combate e erradicação. Como são geradas por vírus e bactérias extremamente agressivos, as consequências seguem a mesma proporção de riscos, sobre a qual pudemos observar as diversas sequelas decorrentes (infecções, alterações neurológicas, tosses crônicas, paralisias de membros, febres altíssimas) se não tratadas a tempo.

Como vimos, o bebê está sujeito a uma série de complicações devido ao seu organismo estar em processo de maturação, em que células, órgãos, sistema circulatório, sistema nervoso central e também o seu sistema imunológico estão ainda evoluindo para o alcance de sua estrutura morfológica. Assim, outras complicações vão surgindo por causa do frágil sistema de defesa, mas que, apesar de não terem o mesmo potencial de riscos de sarampo, coqueluche ou poliomielite, podem progredir para doenças mais graves se não forem devidamente monitoradas.

Geralmente, são doenças virais ligadas às doenças respiratórias, no entanto, há outros tipos de ocorrências patológicas que devem ser analisadas e diagnosticadas para o seu devido tratamento, cujos sintomas podem indicar uma simples gripe até uma doença com maior potencial de risco. A seguir, vejamos alguns exemplos.

Amigdalite: causada por bactérias e vírus, trata-se da infecção das amígdalas e estão localizadas nos dois lados da garganta, que têm a função de produzir anticorpos para impedir que infecções generalizadas se espalhem no corpo. Os seus principais sintomas são dor, febre, inchaço do pescoço e mandíbula, dificuldade para engolir, dor de cabeça e mau hálito, quando é necessária a aplicação de antibióticos e outros medicamentos para o controle de todos esses sintomas.

Otite: geralmente precedida pela gripe, é outra infecção causada por vírus ou bactérias; seus sintomas causam um certo alarme por parte do bebê, que, incomodado com a dor, apresenta choro intenso e contínuo, febre, secreção nasal e falta de apetite. Para o tratamento, o médico usa analgésicos, antitérmicos, antibióticos e lavagem do ouvido.

Laringite: localizada nas cordas vocais, a inflamação da laringe pode prenunciar alguma doença pulmonar ou respiratória (como pneumonia ou bronquite); seus sintomas principais são febre, tosse seca e perca da voz. Além de medicamentos corticoides e outros para aliviar seus sintomas, medidas como não compartilhar copos e talheres e evitar ambientes, bebidas e banho frio são recomendados pelos especialistas.

Conjuntivite: muito comum em ambientes escolares, a conjuntivite é a inflamação de uma membrana fina que recobre parte da superfície do olho, e, caso não seja devidamente tratada, pode causar lesões na córnea ocular. Geralmente causada por bactérias e vírus, seu sintoma mais conhecido é a sensação de areia dentro dos olhos, o que causa muita coceira e incômodo visual em locais muito iluminados, principalmente por raios solares. As medidas clínicas mais comuns são o uso de colírios específicos receitados pelo médico, limpeza com soro fisiológico e total isolamento do paciente, para não contaminar outras pessoas.

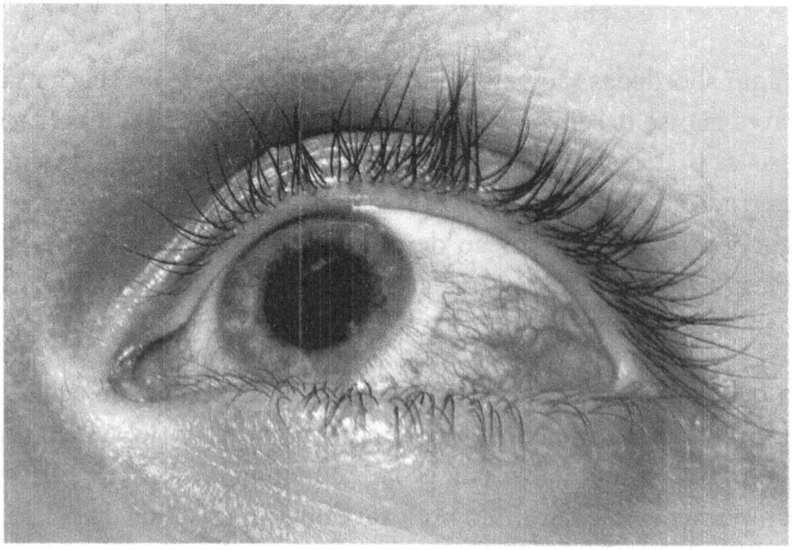

Sergii Chepilskyi/Shutterstock.com

Figura 2.5 - A conjuntivite pode contaminar outras pessoas.

Infecção urinária: é causada por bactérias e pode infeccionar bexigas, uretras (nas meninas) e, em casos mais graves, causar infecção renal. Os principais sintomas são febre, irritabilidade, falta de apetite, dores abdominais e necessidade constante de urinar em pequenas quantidades, além de dor nas costas e urina com coloração mais escura e forte odor. Geralmente, o médico receita antibiótico para interromper a infecção, depois de diagnosticada por meio de exames específicos e ultrassonografia.

Fique de olho!

Medida simples como ingerir água com boa frequência ao dia é um dos meios mais eficazes para a prevenção da **infecção urinária**. Portanto, os pais devem ficar atentos, já que as crianças maiores costumam negligenciar esse hábito, principalmente quando estão envolvidas em momentos de lazer.

Petigo: são infecções na pele causadas por germes, com o surgimento de pequenas bolhas de pus que podem se romper, ocasionando crostas espessas principalmente nas dobras de pele. Muito comum no verão, é necessário que se atente à higiene pessoal da criança. As medidas clínicas mais usadas são a remoção das crostas e a limpeza do local com pomadas antibacterianas; em casos mais crônicos, a ingestão oral de antibióticos.

Vulvovaginite: é a inflamação da vagina. Para a prevenção da vulvovaginite deve-se tomar cuidado com infecção por meio de coliformes fecais (fezes), suor excessivo e contato com areia ou terra contaminada. Além do mau cheiro, pode ocasionar coceira, vermelhidão e dor no local. O tratamento mais usado é o banho de assentos com antissépticos diluídos na água; as meninas maiores devem ser orientadas a fazer limpeza adequada do ânus, de modo que não contaminam a vagina com fezes.

Balanopostite: ocorre só nos meninos, pois trata-se da inflamação do prepúcio e da glande, que são a pele e a "cabeça" do pênis, ocasionada por bactérias, e pode levar a uma infecção urinária. Seus sintomas são semelhantes ao que acomete a vulvovaginite nas meninas: mau cheiro, vermelhidão, coceira e dor. O que as diferem são a presença de secreção purulenta, inchaço e descamação. Muitos povos usam a prática da circuncisão por motivos religiosos e sociais, que é a retirada cirúrgica do prepúcio, medida essa também recomendada em casos de constantes inflamações. Manter o prepúcio e a glande sempre limpos e secos são as orientações recomendadas para a sua prevenção, que após urinar, devem ser enxugado com papel higiênico ou outro meio adequado. A prescrição de pomadas antibióticas e medicamentos específicos também é usada em caso de avanço da infecção.

Anemia: doença típica nas classes sociais mais pobres, a anemia é decorrente da alimentação deficiente, pois há restrições de hemoglobina no organismo, principalmente pela falta de ferro. Além da falta de acesso a uma alimentação adequada, a anemia pode ser transmitida pela gestante para o feto durante a gestação. Os sintomas característicos são apatia, palidez, fadiga, fraqueza ou falta de apetite.

O tratamento da anemia requer a reposição do estoque de ferro (suplementos com sulfato ferroso). No decorrer de seu desenvolvimento infantil, a criança deve ser educada para a saborear alimentos ricos desse nutriente, como carne, frango, peixe, feijão, ervilha, gema do ovo e diversas verduras com folhagem mais escura, lembrando que a amamentação com leite materno até os seis meses de vida, além de ser uma vacina natural, supre de maneira satisfatória para a necessidade de ferro da criança.

Brotoejas: é uma erupção cutânea que acomete bebês e crianças pequenas, geralmente em dias quentes e úmidos, causando irritação, coceira, vermelhidão e pequenas bolhas. Pode aparecer em várias partes do corpo da criança como rosto, pescoço, ombro, barriga ou peito, para a qual são receitados cremes específicos. O uso de roupas mais frescas no verão é a melhor recomendação para evitar o excesso de suor abundante, principal causa dessas brotoejas.

Diarreia e vômitos: são causados por diversos motivos, como por bactérias e protozoários em alimentos contaminados, falta de higiene pessoal ou alergia à lactose. Se não devidamente tratados, podem ocasionar um quadro de desidratação. Os sintomas mais comuns são evacuações líquidas e frequentes, náuseas e cólicas intestinais e palidez da criança. O recomendado é o encaminhamento para o diagnóstico do médico pediatra, que verificará o grau dos sintomas para a devida prescrição médica, já que a diarreia e o vômito podem ter origem em diversas patologias ou até mesmo intoxicações. Mas é sempre importante lembrar que manter as boas práticas de higiene, como lavar as mãos antes das refeições, já é uma ótima medida de prevenção para esses casos.

Gripe: talvez a doença mais comum na infância e em todas as faixas etárias infantis, a gripe é uma doença respiratória causada por vírus. Ela é muito corrente em épocas de frio, principalmente em crianças muito pequenas, já que o seu sistema imunológico ainda está se desenvolvendo. Com isso, diversas doenças oportunistas criam condições de causar doenças como amigdalite, otite, bronquite e pneumonia entre outras. A principal medida a ser tomada é o encaminhamento ao médico para o devido diagnóstico e a ingestão de água e sucos para reforçar o sistema imunológico. É importante lembrar que há vacinas contra gripe disponíveis para a prevenção.

2.7 Imunização

A imunização tem como finalidade a proteção das crianças contra as mais diversas doenças, muitas das quais poderiam ser evitadas por vários motivos, como falta de orientação e informação, atenção aos programas de vacinação do governo e, no caso dos países mais pobres, uma estrutura melhor para a ampliação ou desenvolvimento de acesso a vacinas.

O Programa Nacional de Vacinação (PNV) disponibiliza vacinas para diversas infecções, que nos tópicos anteriores pudemos ver o quanto são importantes para a prevenção de doenças terríveis, e que são gratuitas nos postos de saúde ou durante as campanhas nacionais.

Algumas das doenças, que apresentamos neste capítulo, possuem vacinas que fazem parte do calendário oficial para imunização. No entanto, também há outras vacinas extremamente importantes, como para a prevenção da hepatite A e B, febre amarela ou tétano, para as quais os pais devem levar seus filhos às unidades de saúde para a aplicação. É importante que os pais não esqueçam de levar a carteira de vacinação para o controle das vacinas ministradas nas devidas idades da criança.

Quadro 2.2 - Calendário básico de vacinação da criança

Idade	Vacinas	Doses	Doenças evitadas
Ao nascer	BCG - ID	dose única	Formas graves de tuberculose
	Vacina contra hepatite B (1)	1ª dose	Hepatite B
1 mês	Vacina contra hepatite B	2ª dose	Hepatite B
2 meses	Vacina tetravalente (DTP + Hib) (2)	1ª dose	Difteria, tétano, coqueluche, meningite e outras infecções causadas pelo Haemophilus influenzae tipo b
	VOP (vacina oral contra pólio)	1ª	Poliomielite (paralisia infantil)
	VORH (Vacina Oral de Rotavírus Humano) (3)	1ª dose	Diarreia por Rotavírus
4 meses	Vacina tetravalente (DTP + Hib)	2ª dose	Difteria, tétano, coqueluche, meningite e outras infecções causadas pelo Haemophilus influenzae tipo b
	VOP (vacina oral contra pólio)	2ª dose	Poliomielite (paralisia infantil)
	VORH (Vacina Oral de Rotavírus Humano) (4)	2ª dose	Diarreia por Rotavírus
6 meses	Vacina tetravalente (DTP + Hib)	3ª dose	Difteria, tétano, coqueluche, meningite e outras infecções causadas pelo Haemophilus influenzae tipo b
	VOP (vacina oral contra pólio)	3ª dose	Poliomielite (paralisia infantil)
	Vacina contra hepatite B	3ª dose	Hepatite B
9 meses	Vacina contra febre amarela (5)	dose inicial	Febre amarela
12 meses	SRC (tríplice viral)	dose única	Sarampo, rubéola e caxumba
15 meses	VOP (vacina oral contra pólio)	reforço	Poliomielite (paralisia infantil)
	DTP (tríplice bacteriana)	1º reforço	Difteria, tétano e coqueluche
4 a 6 anos	DTP (tríplice bacteriana)	2º reforço	Difteria, tétano e coqueluche
	SRC (tríplice viral)	reforço	Sarampo, rubéola e caxumba
10 anos	Vacina contra febre amarela	reforço	Febre amarela

(1) A primeira dose da vacina contra a hepatite B deve ser administrada na maternidade, nas primeiras 12 horas de vida do recém-nascido. O esquema básico se constitui de três doses, com intervalos de 30 dias da primeira para a segunda dose e 180 dias da primeira para a terceira dose.

(2) O esquema de vacinação atual é feito aos 2, 4 e 6 meses de idade com a vacina Tetravalente e dois reforços com a Tríplice Bacteriana (DTP). O primeiro reforço aos 15 meses e o segundo entre 4 e 6 anos.

(3) É possível administar a primeira dose da Vacina Oral de Rotavírus Humano a partir de 1 mês e 15 dias a 3 meses e 7 dias de idade (6 a 14 semanas de vida).

(4) É possível administrar a segunda dose da Vacina Oral de Rotavírus Humano a partir de 3 meses e 7 dias a 5 meses e 15 dias de idade (14 a 24 semanas de vida). O intervalo mínimo preconizado entre a primeira e a segunda dose é de 4 semanas.

(5) A vacina contra febre amarela está indicada para crianças a partir dos 9 meses de idade, que residam ou que irão viajar para área endêmica (estados: AP, TO, MA MT, MS, RO, AC, RR, AM, PA, GO e DF), área de transição (alguns municípios dos estados: PI, BA, MG, SP, PR, SC e RS) e área de risco potencial (alguns municípios dos estados BA, ES e MG). Se viajar para áreas de risco, vacinar contra Febre Amarela 10 (dez) dias antes da viagem.

Fonte: Ministério da Saúde. Disponível em: <http://bvsms.saude.gov.br/bvs/dicas/51vacinacao.html>. Acesso em: 12. Jan. 2014.

Lembre-se

O Teste do Pezinho ampliado, feito a partir do sangue coletado do calcanhar do bebê, tem como finalidade a identificação de 46 doenças, como o hipotireoidismo (quando a glândula tiroide do recém-nascido não é capaz de produzir as quantidades adequadas de hormônios), a fenilcetonúria (doença do metabolismo) e as hemoglobinopatias (doenças que afetam o sangue). Se essas doenças não forem diagnosticadas precocemente, há o risco de que seus respectivos tratamentos não tenham êxito de cura posteriormente.

Vamos recapitular?

Neste capítulo, estudamos a respeito do desenvolvimento humano e suas vertentes, os conceitos e objetivos, suas características, as várias etapas da infância e seus respectivos problemas psíquicos, neurológicos, físicos e sociais. Abordando sobre as doenças mais comuns que acometem as crianças, seus sintomas, métodos de prevenção e outros aspectos. E encerramos falando sobre a importância da imunização para a prevenção dessas doenças entre outras.

Agora é com você!

1) Pesquise práticas nocivas que alguns pais adotam e que podem trazer algum malefício aos seus filhos na infância, sejam psíquicos, neurológicos, físicos ou sociais. Descreva.

2) Pesquise países em que haja disseminação de doenças infecciosas infantis e em quais países essas doenças já foram erradicadas.

3) Você sabe em que idade as crianças devem tomar as vacinas obrigatórias para a sua imunização? Pesquise quais vacinas devem ser tomadas, as devidas idades para serem aplicadas e qual a finalidade de cada vacina.

4) Baseado no que foi apresentado neste capítulo, faça uma relação das doenças, graduando-as de forma crescente em termos de riscos, ou seja, qual a mais perigosa ou menos perigosa, quais requerem mais cuidados na fase infantil, e outros dados que possam completar a formulação da questão.

3

Maus-Tratos na Infância e na Adolescência

Para começar

Neste capítulo, abordaremos de forma simples e objetiva os maus-tratos sofridos covardemente na infância e na adolescência. Aprenderemos sobre as várias formas de abusos físico, emocional e sexual, negligências contra a criança e o adolescente, bem como a polêmica do *bullying* nos dias de hoje.

Conheceremos os direitos essenciais da criança e do adolescente, conforme prescreve o Estatuto da Criança e do Adolescente, Lei nº 8.069, de 13 de julho de 1990.

3.1 A família e a criança

A família brasileira vem mudando nas últimas três décadas, mais especificamente, em função de uma cultura voltada para o capitalismo, em que são deixados de lado os valores básicos familiares. As mães se inserem num mercado de trabalho exigente, que não dá condições para uma proximidade maior entre mãe e filho desde os primeiros meses de vida.

É comum que as crianças sejam entregues a cuidadoras, geralmente despreparadas, e sem um espaço físico adequado para proporcionar-lhes um tratamento ideal; em alguns casos, as crianças acabam sofrendo maus-tratos, enquanto suas mães estão tendo de cumprir suas pesadas jornadas de trabalho.

Governos estaduais e municipais não oferecem vagas em creches suficientes para cobrir a demanda de recém-nascidos em seus distritos, onde predominam longas filas de espera por vagas, que se estendem mais e mais a cada ano. Os governantes não encontram ou não querem priorizar soluções para esse problema, o que significa que as propostas de atendimento à necessidade de vagas em creches adequadas ficam apenas no papel, como projetos alavancados em campanhas eleitorais.

3.2 Abuso físico

É o abuso sofrido pela criança por parte dos pais, seja ele biológico ou adotivo, por outro adulto que esteja com a posse da guarda da criança ou ainda por vizinhos, parentes ou professores que estejam em contato com essa criança.

Há bem pouco tempo, cerca de duas décadas, comportamentos agressivos na educação familiar e na educação escolar eram considerados práticas normais e aceitáveis em nossa sociedade. Tais práticas são, atualmente, criticadas e coibidas pelas leis em vigor, por exemplo, o Estatuto da Criança e do Adolescente (ECA).

No entanto, as mudanças nesse campo ainda sofrem resistências, principalmente no âmbito familiar, em que pais insistem em práticas educativas com o uso da força física, alegando ser uma forma eficaz de educar e disciplinar em seus lares. Contudo, o poder que os pais e professores exercem sobre as crianças não lhes dá o direito de usarem a força física para punir as ações que julgam indisciplinadas.

Pesquisas mostram que a violência física pode causar transtornos que prejudicam o desenvolvimento da criança ou do adolescente em sua trajetória de crescimento físico e cultural.

Esse não é um problema só do Brasil. Outros países, como França e Estados Unidos, também convivem com casos de violência contra a criança e o adolescente em ambientes escolares e familiares, embora em taxas menores do que as registradas em nosso país.

> Segundo o SINAN [Sistema de Informação de Agravos de Notificação], no ano de 2011 foram registrados 39.281 atendimentos [de violência] na faixa de <1 a 19 anos de idade, o que representam 40% do total de 98.115 atendimentos computados pelo sistema nesse ano de 2011 (WAISELFISZ, 2012, p. 68).

Fique de olho!

O que deve acontecer é um equilíbrio de poder e uma reciprocidade nas ações de diálogo, carinho e afeto de ambas as partes. Autoridade com diálogo e respeito de forma conjunta entre família e escola pode alavancar um novo modelo de educar sem a necessidade da força física.

3.3 Abuso emocional

O abuso emocional afeta profundamente o estado psicológico da criança e/ou do adolescente, causando feridas que nem sempre são visíveis como acontece com a violência física.

São formas de abuso emocional: o confinamento estrito, a educação inadequada, a disciplina exagerada e a autorização para ingerir bebidas alcoólicas ou fazer uso de entorpecentes.

Confinamento estrito: no confinamento estrito a vítima é colocada em lugares como quartos escuros, guarda-roupas etc.

Educação inadequada: a educação inadequada caracteriza-se por formas rígidas e radicais de ensinar, em que o educando se sente impotente para sanar dúvidas ou argumentar sobre algo que não entendeu completamente.

Disciplina exagerada: com a disciplina exagerada a vítima não pode se expressar diante de imposições, tendo de aceitar o que lhe é imposto, mesmo sabendo que o outro não é dono da verdade.

Autorização para ingerir bebidas alcoólicas ou fazer uso de entorpecentes: a autorização para ingerir bebidas alcoólicas ou fazer uso de entorpecentes tem sua origem pela curiosidade do novo e diferente, sentir novas sensações, conhecer o que é proibido etc. Quando se dá conta, pode acontecer de se tornar um dependente químico, com sérios problemas emocionais, a ponto, de destruir famílias.

Fique de olho!

O abuso emocional precisa de tratamento com profissionais da área de saúde, tais como: psicólogos, assistentes sociais, entre outros que tenham a devida habilitação técnica para tal.

3.4 Abuso sexual

A violência sexual contra crianças e adolescentes é um problema difícil de ser enfrentado pela nossa sociedade. Só a partir de 1993 é que as autoridades governamentais iniciaram as ações para o combate à violência sexual. Organizações não governamentais (ONGs) encabeçam campanhas contra as práticas sexuais com crianças e adolescente. Esse tema vem sendo abordado por universidades do mundo inteiro, desde trabalhos de conclusão de curso até doutorados, no intuito de expor o problema para uma busca de soluções concretas que possam inibir tais práticas.

Por exemplo, nas regiões Norte e Nordeste do Brasil, já existem campanhas de combate à violência sexual e mais especificamente contra o turismo sexual, que é praticado em grande escala nesses lugares. Há relatos de adolescentes que se oferecem por R$ 1,99 às margens das rodovias, onde, geralmente, são apanhadas por caminhoneiros e por turistas estrangeiros que vêm ao Brasil em busca da beleza das praias do nordeste, mas também à procura de satisfação sexual com menores de idade, oriundos de famílias pobres, dado às condições de vida dessas regiões do Brasil.

Na maioria das vezes os familiares sabem do ocorrido, porém não vêm outras saídas para sobreviverem. O abuso sexual ocorre também dentro dos próprios lares, onde pais, padrastos e parentes se aproveitam da vulnerabilidade dos menores para praticar o ato abusivo. Nesses casos, a denúncia é dificultada pelo fato de as famílias se autoprotegerem, mantendo o silêncio diante dos atos criminosos.

Quadro 3.1 - Número, % e taxas (em 100 mil) de atendimento por violência sexual de crianças e adolescentes (<1 a 19 anos) segundo sexo e faixa etária das vítimas no Brasil em 2011

Sexo	Nº de atendimentos						N% de atendimentos					
	<1	1-4	5-9	10-14	15-19	Total	<1	1-4	5-9	10-14	15-19	Total
Masculino	34	369	775	445	125	1.748	18,6	23,8	30,5	10,8	6,2	16,8
Feminino	149	1.183	1.767	3.673	1.905	8.677	81,4	76,2	69,5	89,2	93,8	83,2
Total	183	1,552	2.542	4.118	2.030	10.425	100,0	100,0	100,0	100,0	100,0	100,0
% de atendimento	1,8	14,9	24,4	39,5	19,5	100,00						
Taxa	6,7	13,9	16,8	23,8	11,8	16,4						

Fonte: Sinan/SVS/MS *in* Waiselfisz, 2012, p. 70.

Fique de olho!

Romper com o silêncio, denunciando casos de violência sexual na família e na sociedade é um desafio que temos de encarar, para não deixarmos que o caso de abuso sexual contra menores continue ganhando espaço e aumentando cada vez mais.

3.5 Negligência

A negligência está diretamente ligada aos casos de omissão de socorro nos casos de abusos físico, sexual ou emocional contra a criança e/ou o adolescente.

Quando os cuidados não correspondem às necessidades de afeto, saúde, segurança e proteção que a vítima necessita para os crescimentos, com desenvoltura, físico, psicológico e comportamental considerados normais.

Os casos de negligência podem ser de caráter físico ou emocional (psicológico).

3.5.1 Quem deve denunciar?

Importante alertar que a denúncia em casos de violência contra crianças e/ou adolescentes não é papel exclusivo dos psicólogos, mas de todos os profissionais da área de saúde que estejam envolvidos ou presenciem a situação, além da família e da sociedade toda. É obrigação do profissional da saúde, no exercício de sua função, fazer a denúncia e, em caso de omissão, poderá ser multado em até 20 salários de referência.

3.6 Abusos contra a criança e o adolescente nas escolas (*bullying*)

Uma prática que vem crescendo de forma assustadora, dentro e fora das escolas, é o *bullying*.

Desde o final de 2007, a prática do *bullying* vem sendo estudada e explorada por pesquisadores que buscam conhecer melhor, esclarecer e apontar soluções de controle e reparos de danos causados por esse novo modelo de violência.

Entretanto, o que é *bullying*? *Bullying* é uma prática de violência intencional contra pessoas indefesas que pode causar danos físicos e psicológicos.

Não existe uma palavra em nosso vocabulário para definir ou expressar todas as situações de *bullying*. As ações mais comuns são: tiranizar, amedrontar, brutalizar, ofender, humilhar, discriminar, isolar, perseguir, agredir, ferir, insultar, colocar apelidos, difamar, intimidar, quebrar ou roubar pertences e assim por diante.

A questão da cultura, as condições sociais e situação familiar são fatores que interferem diretamente nas causas do *bullying* dentro e fora da escola.

Alvos que também são autores de *bullying*: infelizmente, os alvos-autores dessa terrível prática são os alunos que sofrem e também praticam (muitas vezes, sem saber) o *bullying*.

Autores de *bullying*: os autores do *bullying* são os alunos que só praticam o *bullying*, sem serem vítimas também. Segundo estudos da ONG canadense Bullyng.org, em 2008, os autores de *bullying* são pessoas oriundas de famílias com pouca estrutura, com problemas de relacionamento, nas quais nem sempre as crianças são criadas pelos seus genitores, o que fragiliza a forma de educar. Os praticantes dessa terrível prática possuem uma grande probabilidade de se tornarem adultos problemáticos, com atitudes antissociais, delinquentes e até mesmo criminosas.

Testemunhas de *bullying*: as testemunhas de *bullying* são as outras crianças ou adolescentes que não sofrem nem praticam *bullying*, apenas convivem com a situação. As testemunhas, formadas pela grande maioria dos alunos, tendem a se calar diante dos casos de violência que presenciam, temendo se tornarem as próximas vítimas. Essas atitudes de omissão podem torná-las pessoas inseguras e frágeis diante dos agressores que ganham mais força para agirem.

3.6.1 A prática do *bullying*

Tomando os dados da ONG canadense Bullying.org, em comparação com as meninas, os meninos se envolvem em mais casos de *bullying*, seja como alvos ou como vítimas.

A forma como abordam suas vítimas também difere entre meninos e meninas:

» os meninos usam mais a força física;

» as meninas partem para o terror psicológico, manipulação, difamação e exclusão.

As crianças vítimas de *bullying* poderão não superar, ao longo da vida, todos os traumas sofridos, podendo crescer com sentimentos negativos, dificuldade de aprendizado, falta de concentração, entre outros distúrbios.

O *bullying* e o desrespeito tendem a desaparecer onde há um clima de atenção ao vínculo entre as pessoas (instituição escolar e família).

Torna-se urgente uma política de crescimento e desenvolvimento, buscando-se, em sua essência, paz, harmonia, respeito e igualdade para a obtenção de um mundo melhor.

As medidas adotadas pela escola para o controle do *bullying*, desde que envolvam toda a comunidade escolar e contando com o apoio das famílias, contribuirão positivamente para a formação de uma cultura de não violência na sociedade.

Não se pode mudar uma determinada cultura de uma só vez. Assim, as práticas inovadoras devem permitir aos alunos uma reflexão crítica sobre elas.

3.7 Direitos da criança e do adolescente

3.7.1 Direitos constitucionais

A Constituição de 1988, retificada em 1990, tornou o Brasil um dos pioneiros na luta pelos direitos da criança e do adolescente, se adequando com os princípios da Organização das Nações Unidas (ONU). Por meio do artigo 227 da Constituição de 1988, criou-se o Estatuto da Criança e do Adolescente (ECA), vindo como um novo projeto político para o país.

O ECA veio com uma proposta de mudanças profundas que jamais seriam absorvidas de uma só vez. Afinal, tudo o que é novo requer um tempo para ser totalmente assimilado e colocado em prática.

Até então, as crianças, que eram tratadas como se fossem objetos, colocadas em abrigos e sofrendo maus-tratos, passaram a ter direitos assistidos e protegidos por lei. Com a criação do ECA, aprovado pela Lei nº 8.069, de 13 e julho de 1990, os direitos das crianças e adolescentes passaram a ser registrados, formalizados.

Veja a seguir, alguns dos direitos mais relevantes.

3.7.1.1 Direito integral

O artigo 1º da Lei nº 8.069,[1] de 13 e julho de 1990, consagra a "a proteção integral à criança e ao adolescente" na atualidade. E, nesse mesmo sentido, os artigos 2º a 6º complementam:

> Art. 2º Considera-se criança, para os efeitos desta Lei, a pessoa até doze anos de idade incompletos, e adolescente aquela entre doze e dezoito anos de idade.
>
> Parágrafo único. Nos casos expressos em lei, aplica-se excepcionalmente este Estatuto às pessoas entre dezoito e vinte e um anos de idade.

1 Estatuto da Criança e do Adolescente (ECA), Lei nº 8.069, de 13 e julho de 1990, adaptado para fins didáticos. Disponível na íntegra em: <http://www.planalto.gov.br/ccivil_03/leis/L8069Compilado.htm>. Acesso em: 15 dez. 2013.

Art. 3º A criança e o adolescente gozam de todos os direitos fundamentais inerentes à pessoa humana, sem prejuízo da proteção integral de que trata esta Lei, assegurando-se-lhes, por lei ou por outros meios, todas as oportunidades e facilidades, a fim de lhes facultar o desenvolvimento físico, mental, moral, espiritual e social, em condições de liberdade e de dignidade.

Art. 4º É dever da família, da comunidade, da sociedade em geral e do poder público assegurar, com absoluta prioridade, a efetivação dos direitos referentes à vida, à saúde, à alimentação, à educação, ao esporte, ao lazer, à profissionalização, à cultura, à dignidade, ao respeito, à liberdade e à convivência familiar e comunitária.

Parágrafo único. A garantia de prioridade compreende:

a) primazia de receber proteção e socorro em quaisquer circunstâncias;

b) precedência de atendimento nos serviços públicos ou de relevância pública;

c) preferência na formulação e na execução das políticas sociais públicas;

d) destinação privilegiada de recursos públicos nas áreas relacionadas com a proteção à infância e à juventude.

Art. 5º Nenhuma criança ou adolescente será objeto de qualquer forma de negligência, discriminação, exploração, violência, crueldade e opressão, punido na forma da lei qualquer atentado, por ação ou omissão, aos seus direitos fundamentais.

Art. 6º Na interpretação desta Lei levar-se-ão em conta os fins sociais a que ela se dirige, as exigências do bem comum, os direitos e deveres individuais e coletivos, e a condição peculiar da criança e do adolescente como pessoas em desenvolvimento.

3.7.1.2 Direito à vida e à saúde

O ECA, dos artigos 7º a 14º, trata sobre o direito à vida e à saúde, conforme a seguir:

Art. 7º A criança e o adolescente têm direito a proteção à vida e à saúde, mediante a efetivação de políticas sociais públicas que permitam o nascimento e o desenvolvimento sadio e harmonioso, em condições dignas de existência.

Art. 8º É assegurado à gestante, através do Sistema Único de Saúde, o atendimento pré e perinatal.

§ 1º A gestante será encaminhada aos diferentes níveis de atendimento, segundo critérios médicos específicos, obedecendo-se aos princípios de regionalização e hierarquização do Sistema;

§ 2º A parturiente será atendida preferencialmente pelo mesmo médico que a acompanhou na fase pré-natal;

§ 3º Incumbe ao poder público propiciar apoio alimentar à gestante e à nutriz que dele necessitem;

§ 4º Incumbe ao poder público proporcionar assistência psicológica à ges tante e à mãe, no período pré e pós-natal, inclusive como forma de prevenir ou minorar as consequências do estado puerperal. (Incluído pela Lei nº 12.010, de 2009) Vigência;

§ 5º A assistência referida no § 4º deste artigo deverá ser também presta da a gestantes ou mães que manifestem interesse em entregar seus filhos para adoção. (Incluído pela Lei nº 12.010, de 2009) Vigência.

Art. 9º O poder público, as instituições e os empregadores propiciarão condições adequadas ao aleitamento materno, inclusive aos filhos de mães submetidas a medida privativa de liberdade.

Art. 10. Os hospitais e demais estabelecimentos de atenção à saúde de gestantes, públicos e particulares, são obrigados a:

I - manter registro das atividades desenvolvidas, através de prontuários individuais, pelo prazo de dezoito anos;

II - identificar o recém-nascido mediante o registro de sua impressão plantar e digital e da impressão digital da mãe, sem prejuízo de outras formas normatizadas pela autoridade administrativa competente;

III - proceder a exames visando ao diagnóstico e terapêutica de anormalidades no metabolismo do recém-nascido, bem como prestar orientação aos pais;

IV - fornecer declaração de nascimento onde constem necessariamente as intercorrências do parto e do desenvolvimento do neonato;

V - manter alojamento conjunto, possibilitando ao neonato a permanência junto à mãe.

Art. 11. É assegurado atendimento integral à saúde da criança e do adolescente, por intermédio do Sistema Único de Saúde, garantido o acesso universal e igualitário às ações e serviços para promoção, proteção e recuperação da saúde.

§ 1º A criança e o adolescente portadores de deficiência receberão atendimento especializado.

§ 2º Incumbe ao poder público fornecer gratuitamente àqueles que necessitarem os medicamentos, próteses e outros recursos relativos ao tratamento, habilitação ou reabilitação.

Art. 12. Os estabelecimentos de atendimento à saúde deverão proporcionar condições para a permanência em tempo integral de um dos pais ou responsável, nos casos de internação de criança ou adolescente.

Art. 13. Os casos de suspeita ou confirmação de maus-tratos contra criança ou adolescente serão obrigatoriamente comunicados ao Conselho Tutelar da respectiva localidade, sem prejuízo de outras providências legais.

Parágrafo único. As gestantes ou mães que manifestem interesse em entregar seus filhos para adoção serão obrigatoriamente encaminhadas à Justiça da Infância e da Juventude. (Incluído pela Lei nº 12.010, de 2009.)

Art. 14. O Sistema Único de Saúde promoverá programas de assistência médica e odontológica para a prevenção das enfermidades que ordinariamente afetam a população infantil, e campanhas de educação sanitária para pais, educadores e alunos.

Parágrafo único. É obrigatória a vacinação das crianças nos casos recomendados pelas autoridades sanitárias.

3.7.1.3 Direito à liberdade, ao respeito e à dignidade

O ECA, dos artigos 15º a 18º, ensina que a criança e o adolescente têm direito à liberdade, ao respeito e à dignidade como pessoas humanas em processo de desenvolvimento e como sujeitos de direitos civis, humanos e sociais garantidos na Constituição e nas leis. E, nesse mesmo sentido, o artigo 16 do ECA reza que o direito à liberdade compreende os seguintes aspectos:

I - ir, vir e estar nos logradouros públicos e espaços comunitários, ressalvadas as restrições legais;

II - opinião e expressão;

III - crença e culto religioso;

IV - brincar, praticar esportes e divertir-se;

V - participar da vida familiar e comunitária, sem discriminação;

VI - participar da vida política, na forma da lei;

VII - buscar refúgio, auxílio e orientação.

Nos termos do artigo 17 do ECA, o direito ao respeito consiste na inviolabilidade das integridades física, psíquica e moral da criança e do adolescente, abrangendo a preservação da imagem, da identidade, da autonomia, dos valores, ideias e crenças, dos espaços e objetos pessoais.

Fique de olho!

Importante destacar que é dever de todos velar pela dignidade da criança e do adolescente, pondo-os a salvo de qualquer tratamento desumano, violento, aterrorizante, vexatório ou constrangedor (Art. 18, ECA).

3.7.1.4 Direito à educação, à cultura, ao esporte e ao lazer

O ECA, dos artigos 53º a 59º, trata sobre o direito à educação, à cultura, ao esporte e ao lazer. Ensina que a criança e o adolescente têm direito à educação, visando ao pleno desenvolvimento de sua pessoa, preparo para o exercício da cidadania e qualificação para o trabalho, assegurando-lhes:

I - igualdade de condições para o acesso e permanência na escola;

II - direito de ser respeitado por seus educadores;

III - direito de contestar critérios avaliativos, podendo recorrer às instâncias escolares superiores;

IV - direito de organização e participação em entidades estudantis;

V - acesso à escola pública e gratuita próxima de sua residência.

E o parágrafo único do artigo 53 prescreve que é direito dos pais ou responsáveis ter ciência do processo pedagógico, bem como participar da definição das propostas educacionais.

Seguindo nessa esteira, encontramos o artigo 54 do ECA que reza o dever do Estado em assegurar à criança e ao adolescente:

I - ensino fundamental, obrigatório e gratuito, inclusive para os que a ele não tiveram acesso na idade própria;

II - progressiva extensão da obrigatoriedade e gratuidade ao ensino médio;

III - atendimento educacional especializado aos portadores de deficiência, preferencialmente na rede regular de ensino;

IV - atendimento em creche e pré-escola às crianças de zero a seis anos de idade;

V - acesso aos níveis mais elevados do ensino, da pesquisa e da criação artística, segundo a capacidade de cada um;

VI - oferta de ensino noturno regular, adequado às condições do adolescente trabalhador;

VII - atendimento no ensino fundamental, através de programas suplementares de material didático-escolar, transporte, alimentação e assistência à saúde.

3.7.2 Dados sobre os avanços decorrentes da ECA

Após a promulgação da Lei nº 8.069, de 13 e julho de 1990 (ECA), muitos direitos da criança e do adolescente, até então esquecidos, começaram a ser respeitados, principalmente, na esfera criminal, em que os menores infratores devem ser considerados como sujeitos em constante desenvolvimento, devendo ser penalizados conforme prescreve o ECA.

Com o ECA, muitas crianças abandonadas foram declaradas sujeitas de direitos, incluindo-se os negligenciados, os miseráveis, as vítimas de exploração sexual ou de maus-tratos, as crianças moradoras de rua, e os humildes que tiveram seus direitos humanos friamente violados.

Com o passar dos anos, algumas conquistas relevantes foram alcançadas, como a ampliação do acesso à educação formal, a redução do trabalho infantil, a normatização do trabalho do aprendiz, o alojamento conjunto de recém-nascidos e suas mães, a regulamentação da execução das medidas socioeducativas, o combate a exploração sexual de menores etc.

3.8 Educação sexual

O que fazer para melhorar a educação das crianças e dos adolescentes?

» Capacitar professores, com a colaboração de especialistas, possibilitando e problematizando suas vivências sobre sexualidade, de forma a subsidiar espaços de escuta e direcionamento/orientação para alunos e pais.

» Divulgação, por parte dos professores, de informações sobre serviços especializados para atendimento de casos de violência sexual, assédio, estupros, quer no âmbito da escola e da família como em outros espaços, para que possam encaminhar os jovens que são vítimas de violência.

» Investimento em espaços para escuta e debate com os pais sobre temas relacionados à sexualidade dos jovens.

Vamos recapitular?

Aprendemos, de forma simples e objetiva, sobre os maus-tratos sofridos covardemente na infância e na adolescência.

Comentamos sobre as várias formas de maus-tratos, abuso físico, emocional e sexual, negligências contra a criança e o adolescente, bem como a polêmica do *bullying* nos dias de hoje.

Conhecemos os direitos essenciais da criança e do adolescente, conforme prescreve o Estatuto da Criança e do Adolescente, Lei nº 8.069, de 13 de julho de 1990.

Agora é com você!

1) Em sua opinião, as leis nacionais funcionam no que se refere à proteção das crianças e dos adolescentes?

2) Cite pelo menos dois pontos positivos do ECA e, se houver, aponte pontos negativos.

3) Como você vê o problema da violência contra as crianças na família, na escola e na sociedade?

4) O *bullying* é um problema de cunho social, cultural e familiar. Que ações podem ser tomadas para inibir esse problema?

5) O *bullying* é praticado em maior número pelos meninos. A que se deve essa afirmação? Aponte soluções que inibam essa prática.

6) Em sua opinião, até quando o Brasil continuará a ser um país em desenvolvimento e passará a ser um país desenvolvido efetivamente?

4 Terapia Medicamentosa

Para começar

Neste capítulo, aprenderemos sobre o tratamento por meio de medicamentos, também conhecidos como fármacos ou drogas. Conheceremos as vias de administração e os cuidados essenciais que devem ser tomados com cada um dos medicamentos, bem como os cuidados na interação entre eles.

4.1 Fármacos

Fármaco é toda substância química, também conhecida como droga, que tenha a capacidade de mudar as atividades do organismo, seja por uma função terapêutica ou não.

A função terapêutica pode ter alguns objetivos, sendo eles: para reposição de alguma substância importante para o corpo; de prevenção nos casos de vacinas; de curativa quando são dadas para combater um processo inflamatório, como os anti-inflamatórios.

A função paliativa não traz nenhum dos benefícios citados anteriormente, como no caso dos analgésicos que servem apenas para tirar dor, os contraceptivos que agem no sistema reprodutor feminino impedindo a ovulação, que são os anticoncepcionais.

Por fim, há a função diagnóstica, usada para auxiliar exames, como os colírios que dilatam as pupilas dos olhos. Nesse mesmo sentido, Possamai (2008) complementa:

> [...] Medicamento é um produto farmacêutico, tecnicamente obtido ou elaborado, com finalidade profilática, curativa, paliativa, ou para fins de diagnóstico. É necessário que a população receba a informação correta sobre o uso dos medicamentos, pois, se administrados de forma incorreta, podem até matar. Eis, então, a importância do farmacêutico de possuir habilidades de comunicação, valendo-se de estratégias pedagógicas para estabelecer a comunicação, e, consequentemente, prover ao paciente, através do processo de atenção farmacêutica, todas as informações necessárias sobre o uso do medicamento. (POSSAMAI, 2008)

Cada fármaco tem um princípio ativo que se refere ao componente contido nele para provocar as ações farmacológicas desejadas, ou seja, a ação desejada como já exemplificada (anti-inflamatória, curativa etc.)

4.2 Vias de administração

As vias de administração são os locais do corpo em que se pode inserir um fármaco com o objetivo de ter a ação farmacológica desejada. Cada via de administração tem sua característica e é classificada como via enteral, vias parenteral direta ou indireta. Cada uma é indicada para situações específicas e tem suas vantagens e desvantagens. A seguir conheceremos cada uma delas.

4.2.1 Vias enterais

As vias enterais são as que entram no organismo por cavidades que já existem no corpo, por exemplo, a via oral, a via sublingual e a via retal (anal). Essas são consideradas vias não invasivas.

4.2.1.1 Via oral

Via de administração que, após o paciente engolir, chegará no trato gastrointestinal para iniciar seu efeito farmacológico, isto é, quando chegar no estômago, no intestino delgado ou no intestino grosso.

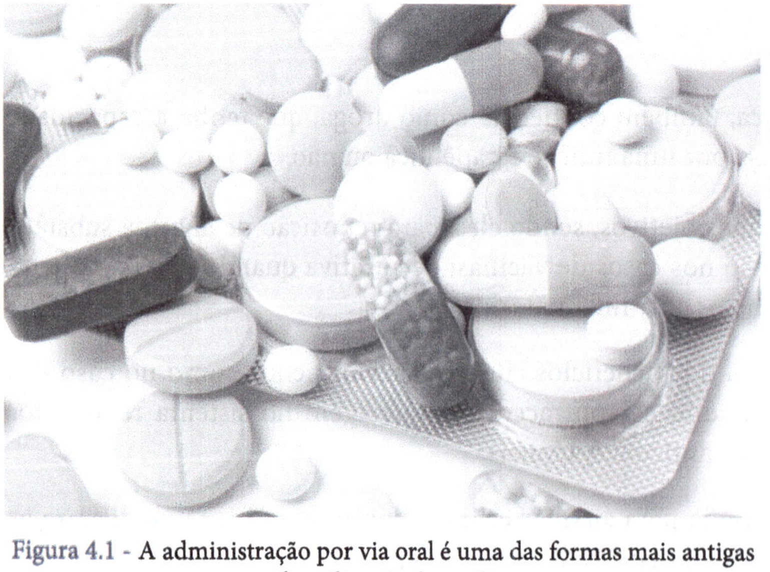

Thirteen/Shutterstock.com

Figura 4.1 - A administração por via oral é uma das formas mais antigas e comuns de utilização de medicamentos.

Lembre-se

Quando o paciente está inconsciente ou impossibilitado de receber a medicação por via oral, podemos administrar por via sonda gástrica. Os comprimidos devem ser macerados e diluídos em 10 ml de água e injetados através de uma seringa. Deve-se sempre lavar a sonda com mais 15 ml de água filtrada.

Essa via é muito comum, pois o próprio paciente pode administrá-la (autoadministração), o custo é baixo ou zero, o paciente não sente dor ao recebê-la e é de fácil aceitação.

A desvantagem dessa via é que ela não é eficaz quando se deseja ação imediata. Pode irritar o estômago, pois o medicamento precisa ser metabolizado (transformado) pelo fígado (efeito de primeira passagem para que faça seu efeito farmacológico). Quando o paciente está inconsciente ou quando está com ocorrência de vômitos (êmese), não é possível administrar, pois acaba por jogar fora a medicação que acabou de ser engolida, além de haver fármacos com gosto muito desagradável.

As formas farmacêuticas administradas por via oral são os comprimidos, as cápsulas, as drágeas, as suspensões, as emulsões, os elixires, os xaropes e as soluções.

4.2.1.2 Via sublingual

Via de administração também pela boca, mas usa-se o espaço embaixo da língua, onde há uma mucosa rica em vasos sanguíneos, o medicamento é absorvido e tem efeito em todo o organismo (sistêmico). Essa medicação não sofre o efeito de primeira passagem e sua forma farmacêutica é em comprimidos.

Não há desvantagens nessa via, mas são poucos os medicamentos ministrados por ela.

4.2.1.3 Via retal

Via de administração pelo ânus, inserida até o reto com atuação local ou sistêmica, útil em pacientes que estão com ocorrência de vômitos, com lesão gástrica ou crianças que ainda não sabem engolir. Sua forma farmacêutica é em solução, suspensão ou supositório.

As desvantagens dessa via incluem lesão na mucosa anal, incômodo, a expulsão do medicamento e sua absorção pode ser incompleta.

4.2.2 Vias parenterais diretas

São as vias que entram no organismo por meio das cavidades provocadas no corpo, como as vias intravenosa e intramuscular, quando se necessita abrir um espaço no corpo para que elas entrem, na maioria das vezes é preciso usar uma agulha. Essas vias são consideradas vias invasivas.

4.2.2.1 Via intravenosa ou endovenosa

Via de administração pela veia com atuação sistêmica, seu efeito farmacológico é imediato e não sofre o efeito de primeira passagem.

É indicada nos casos de emergência, baixa perfusão periférica, quando a substância é irritante para o estômago, ou quando o paciente precisa recebe grande quantidade de volume de medicamento, como no caso de desidratação, em que o paciente receberá líquidos para sua reabilitação.

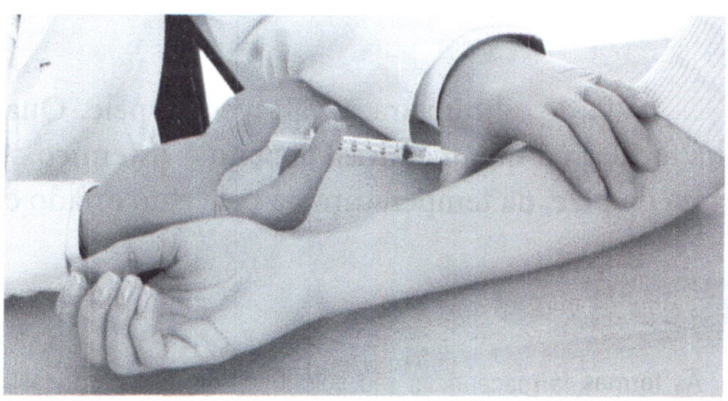
Diana Valujeva/Shutterstock.com

Figura 4.2 - É a via onde se tem a mais rápida ação do fármaco administrado.

A desvantagem está na necessidade de haver um profissional habilitado para a preparação e administração. Provoca incômodo e dor ao paciente, há menor segurança em relação aos efeitos tóxicos e adversos da medicação, o custo é alto, pode provocar efeitos ruins no local da administração como infecção, flebite e trombose. A forma farmacêutica é em solução aquosa pura ou diluída em soros e é administrada de hora em hora ou de forma contínua.

4.2.2.2 Via intramuscular

Via de administração por meio do músculo, com efeito farmacológico lento, a agulha usada deve ser de bisel longo (22 a 25 G), a inserção da agulha deve ser profunda no músculo e a quantidade máxima de medicação não pode ser maior que 5 ml.

As desvantagens estão na geração de dor e desconforto, risco de lesão de nervos, de hematomas, de abcessos infectados e de reações alérgicas. As formas farmacêuticas são aquosas, oleosas, suspensões e preparação de substâncias de pouca solubilidade, como a penicilina cristalizada.

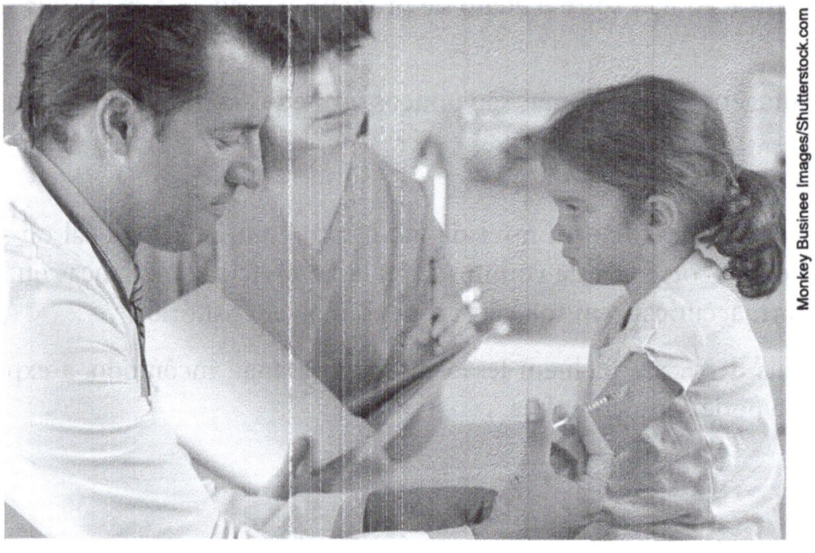

Monkey Businee Images/Shutterstock.com

Figura 4.3 - A administração de medicamentos pela via intramuscular é um procedimento frequentemente realizado na prática da enfermagem.

4.2.3 Via parenteral indireta

4.2.3.1 Via cutânea

Via de administração através da pele. Quando a pele está íntegra, tem efeito tópico; quando há feridas ou queimaduras, o efeito é sistêmico. A absorção das medicações por essa via depende da área da pele, da temperatura da pele e do estado de nutrição da pele.

Fique de olho!

As formas farmacêuticas são soluções, cremes, pomadas, óleos, loções, unguentos, geleias e adesivos. Costumam ser administradas por meio de aplicações, fricção da pele, banhos de imersão etc.

4.2.3.2 Via respiratória

Via de administração pela mucosa oral e nasal e alcança até os alvéolos pulmonares (menor unidade pulmonar), tem efeito local e sistêmico. Quando se inala gases ou pequenas partículas líquidas e sólidas geradas por meio de nebulização ou aerossóis, eles também podem chegar aos pulmões.

As vantagens são que pode ser administrada em pequena dose com menor efeito colateral e a administração é local, mas o efeito é sistêmico. As limitações dessa via estão em casos de obstrução de brônquios e aumento das secreções brônquicas.

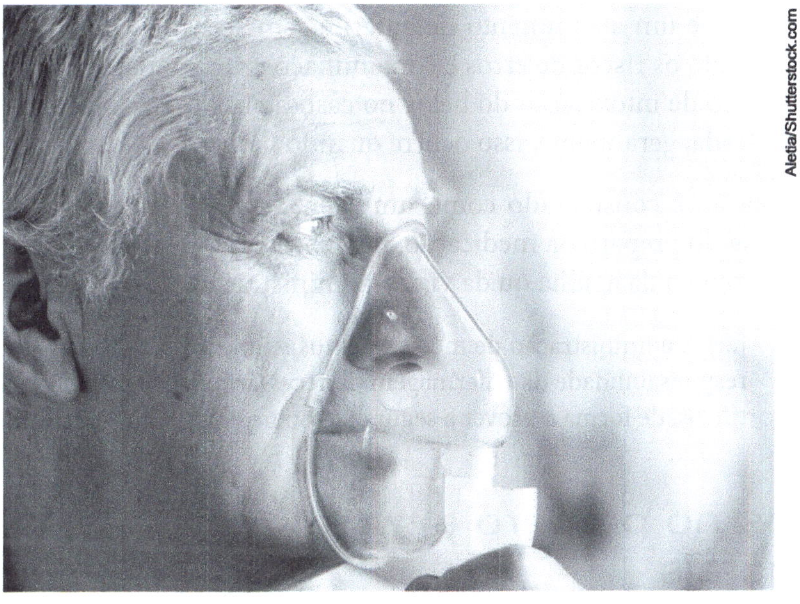

Figura 4.4 - Os medicamentos fornecidos através da via respiratória podem produzir efeitos locais ou sistêmicos.

4.2.3.4 Via conjuntival e genitourinária

Via de administração com efeito local, com forma farmacêutica como soluções, óvulos vaginais, cremes ou pomadas.

4.2.3.5 Via intradérmica

Via de administração com aplicação na derme, área localizada entre a epiderme e o tecido subcutâneo. De ação local ou sistêmica, de fácil acesso e pouca dor. Essa via é usada para realizar testes de sensibilidade e para administrar a vacina BCG. Forma farmacêutica como soluções e restrita a pequenos volumes.

Essa via não recebe assepsia com algodão embebido em álcool, somente limpeza com água e sabão; após a administração, não comprimir com algodão ou gaze como nas outras vias.

4.3 Cuidados na administração

Os erros provocados pela administração de medicamentos podem provocar sérias consequências para o paciente, como gerar incapacidades temporárias ou permanentes e retardar a alta médica, fazendo que o paciente tenha de passar por um maior número de procedimentos e medidas terapêuticas, atrasando ou o impedindo de reassumir suas funções sociais, como trabalhar ou estudar, e até mesmo levar o paciente a óbito. Há um maior risco nas administrações em recém-nascidos, crianças e adolescentes, pois apresentam características diferentes de absorção, distribuição, metabolismo e excreção de medicamentos.

Segundo dados da Anvisa (2013), a maioria dos fármacos fabricados é destinada a adultos, em que as concentrações por dose ou comprimidos são maiores, mas muitas dessas drogas são usadas em crianças, inclusive recém-nascidos. Na pediatria, as medicações são administradas em doses bem pequenas, fazendo que um atendimento de enfermagem seja mais trabalhoso e se gaste mais tempo com ele, aumentando os riscos de erros e contaminações que podem comprometer o procedimento. Há também o risco de intoxicação do bebê, no caso de haver erros na quantidade prescrita e na quantidade administrada; geralmente, isso ocorre quando há erros no fracionamento do fármaco.

O erro de medicação é considerado como um evento que pode ser evitado. Esse erro pode ocorrer em qualquer fase do preparo da medicação, não necessariamente só na quantidade administrada, mas também na escolha da agulha ou da via de administração errada.

> [...] A administração de medicamentos é uma das atividades mais sérias e de maior responsabilidade da enfermagem. É necessária a aplicação de vários princípios científicos, de forma a prover a segurança do paciente (SILVA et al., 2007).

4.4 Cuidados no preparo e na administração: regras gerais

Toda medicação de enfermagem deve ser administrada com base em uma prescrição médica, ou seja, receita devidamente assinada e com o número do CRM, o número de registro do médico no Conselho Regional de Medicina.

Em caso de emergência médica, em que o paciente corre risco de morrer, a administração pode ser realizada por uma prescrição verbal, mas deverá ser transcrita pelo médico assim que possível.

Toda medicação deve ter um rótulo em condições boas, que permita a identificação do que está escrito, para que se tenha a certeza da medicação a ser administrada e de sua validade, caso contrário, tal frasco deve ser descartado.

Na enfermaria, é comum haver muito trabalho, muitos pacientes para atender, portanto, pode acontecer de um profissional preparar uma medicação e não administrá-la por ter de sair do posto. Em um caso assim, essa medicação não poderá ser usada de forma alguma, devendo ser eliminada, e uma nova medicação deve ser preparada para administrar no paciente.

Devemos estudar sobre as diferentes drogas existentes e a reação que cada uma delas causa no organismo, caso haja alguma que você ainda não conheça. Não se acanhe, pergunte ao seu superior sobre os detalhes da medicação, inclusive como se deve administrá-la.

Cada medicação tem um método de aplicação, devemos saber qual a melhor forma para se ter o melhor resultado. Nos casos de via oral, temos de saber se deve ser ingerido com água, leite ou sucos; se antes, durante ou após as refeições ou em jejum, e se não pode ser misturada a outras medicações. Segundo SILVA et al. (2000), "No Brasil, a bula representa o principal material informativo fornecido aos pacientes na aquisição dos medicamentos".

4.5 Métodos e precauções

Na administração de medicamentos, seja por via oral, intravenosa, muscular ou qualquer uma das outras vias, devemos sempre prezar pela higiene e pela lavagem das mãos como uma dos mais importantes procedimentos na administração.

Além desse cuidado, temos a limpeza do local de preparo das medicações, que deve ser desinfetado durante todo o turno de trabalho, sempre que necessário.

A antissepsia no local onde vai se administrar a medicação é realizada com álcool etílico.

É obrigatório o uso de luva para o procedimento, ela é considerada um Equipamento de Proteção Individual (EPI), assim como máscaras e óculos de proteção. Para cada paciente, deve-se usar uma luva nova. Calce-as ao iniciar um procedimento e retire-as assim que concluir todo o seu atendimento.

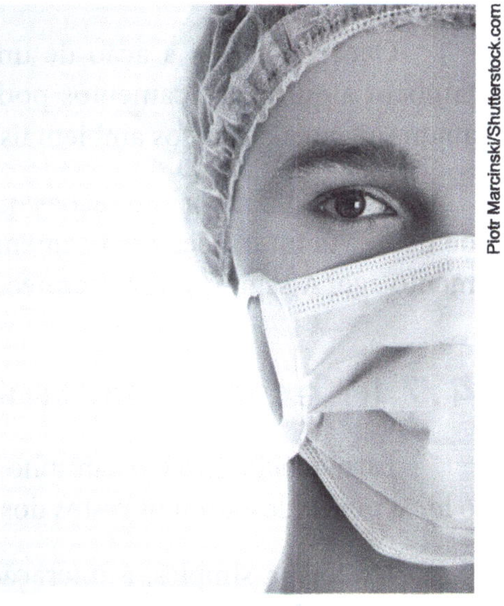

Piotr Marcinski/Shutterstock.com

Figura 4.5 - O uso dos EPI é para reduzir o risco de transmissão de microrganismos.

Quando o paciente está internado, toda a medicação dele deve ser preparada e colocada em uma bandeja, para que não ocorra a necessidade eventual de se voltar ao posto de enfermagem para pegar algo de que se esqueceu.

Após a realização de cada medicação prescrita, essa medicação deve ser checada no horário correspondente; essa checagem garante que a medicação foi administrada corretamente; a checagem sempre deve ser feita antes de a administração acontecer; e a checagem nunca deve ser feita por outro profissional.

4.5.1 Os cinco certos da administração medicamentosa

Estes são os cinco passos certos para a realização de uma administração medicamentosa bem-sucedida.

1) Medicamento certo: certifique-se de que a medicação é exatamente a que está na prescrição médica.

2) Dose certa: certifique-se de que a quantidade prescrita seja a administrada, inclusive em paciente pediátricos, nos quais as quantidades são bem pequenas.

3) Horário certo: cumpra o horário prescrito, principalmente quando se tratar de antibióticos.

4) Paciente certo: certifique-se de que a medicação preparada será administrada no paciente correto, sempre perguntando o nome completo do paciente e conferindo com a prescri-

ção, nos casos de paciente pediátrico ou paciente inconsciente, pergunte para o responsável presente.

5) Via certa: certifique-se de que a via de administração do medicamento prescrito está correta, geralmente é uma informação que existe no rótulo do medicamento, mas se houver dúvidas, pergunte ao seu superior. Existem muitos erros médicos na prescrição quanto à via de administração. Cuidado! Caso isso ocorra, vá até o médico e peça que ele corrija.

4.6 Interação medicamentosa

Ocorre quando a ação de um medicamento sofre interferência de outro medicamento, mas também alguns medicamentos podem sofrer alterações por interferência de alimentos, bebidas ou alguns agentes químicos ambientais.

Apesar de haver interações que são benéficas na terapêutica, a maioria delas causa algum tipo de dano. As interações medicamentosas são classificadas de acordo com o local onde cada medicamento age. A seguir, vamos conhecer cada uma delas.

4.7 Interações farmacocinéticas

Farmacocinético é o caminho que o medicamento faz no corpo, desde o local em que entrou até o local por onde ele, ou os restos dos seus componentes, sai. Muitos deles são excretados pela urina.

De forma simples, a interação farmacocinética acontece quando uma droga altera a ação de outra droga. Isso pode ocorrer de algum dos seguintes aspectos:

» na velocidade de absorção do medicamento pelo corpo (para mais rápido ou mais devagar);

» altera a quantidade de absorção do medicamento pelo corpo;

» altera sua forma de distribuição ou sua biotransformação, que é quando uma medicação é transformada pelo organismo, produzindo outro componente, ou até a sua eliminação.

Segundo Gibaldi e Levy (1976), "o conhecimento dessas interações pode levar o clínico a fazer modificações na dosagem e/ou na posologia dessas drogas com o intuito de evitar possíveis efeitos indesejados".

4.8 Interações farmacodinâmicas

Farmacodinâmica é a forma como a droga age no organismo, e o local onde ele age é chamado de sítio de ação.

A interação farmacodinâmica acontece nos locais de ação das drogas, alterando os mecanismos pelos quais os efeitos desejados se processam.

4.9 Interação de efeito

É quando a alteração traz benefícios para o organismo e é usada como forma de tratamento. Ocorre quando duas ou mais drogas usadas juntas têm ações farmacológicas parecidas ou opostas. Por exemplo, drogas para relaxamento muscular causam sono, por isso podemos usar cafeína junto para reverter o quadro de sonolência. Outro exemplo é o uso de drogas para diminuir a pressão alta e junto usar drogas que aumentam a diurese, a ação conjunta dessas duas substâncias controla a pressão arterial.

4.10 Interações físico-químicas

Também conhecidas como incompatibilidade ou precipitação, ocorrem *in vitro* ou ainda no frasco, ou seja, antes da administração da droga no organismo, quando são misturados dois ou mais deles numa mesma seringa ou no equipo de soro. São importantes para prevenir efeitos tóxicos de agentes não medicamentosos. Quando as medicações misturadas ficam escurecidas, de cor turva, ou espumam, essa mistura não poderá ser realizada de forma alguma, pois causará danos graves ao paciente.

No uso de duas substâncias juntas, sempre observe no frasco, a reação da mistura a fim de identificar precipitação.

De acordo com a gravidade de todas as interações medicamentosas há uma classificação. Veja o Quadro 4.1 a seguir.

Quadro 4.1 - Classificação das interações medicamentosas por gravidade

Contraindicado	Quando as drogas não podem ser administradas juntas, ou seja, na mesma seringa ou equipo.
Grave	Quando a interação ameaça a vida do paciente. Nesse caso, pode ser que haja ou não alguma intervenção que ajude a diminuir o dano.
Moderado	Quando a interação pode resultar em um agravo no quadro no paciente, requerendo ou não uma alteração na terapia.
Mínimo	Quando a interação pode diminuir o efeito farmacológico, mas geralmente não é necessário que haja alteração na terapia.

4.11 Administração de medicação em pediatria

A medicação em pediatria necessita de planejamento das ações de enfermagem, quando o profissional deve se preparar sobre a medicação, a via de administração correta, suas reações, o preparo psicológico da criança, a orientação da mãe ou responsável e a atenção para não haver erros em todo esse processo. É preciso ter competência técnica.

Na pediatria, o preparo da criança para administração de medicamentos que geram dor é imprescindível, assim como a habilidade do profissional. Os pais devem ser orientados para que haja compreensão e colaboração das partes.

Ao fornecer informações sobre o procedimento de maneira clara e tranquila, a ansiedade dos pais e da criança diminui, o estímulo da participação também é importante, principalmente quando se deixa a mãe segurar a criança para receber uma intramuscular, ambas se sentirão mais seguras dessa forma.

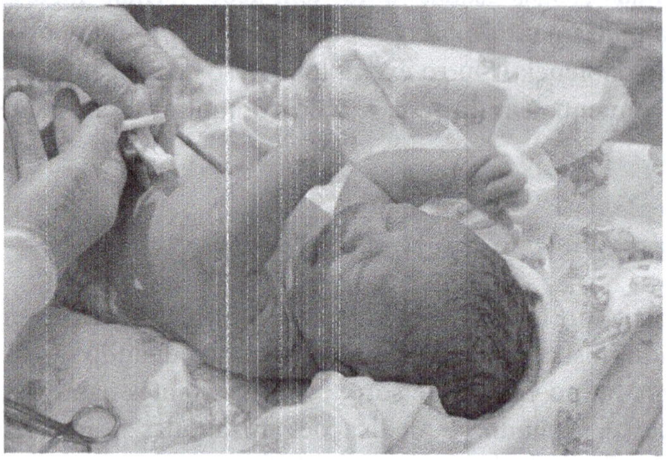

Damon Yancy/Shutterstock.com

Figura 4.6 - É preciso ter muita atenção ao ministrar medicamentos em pediatria. Erros de medicação podem ou não ter sérias consequências.

É necessário promover meios que aliviem as tensões e o medo da criança, muitas vezes um pouquinho de recreação antes e depois do procedimento.

Esse preparo é necessário para todas as idades, inclusive recém-nascidos, contando sempre com a presença dos pais em situações estressantes.

Vamos recapitular?

Neste capítulo, aprendemos sobre o tratamento por meio de medicamentos, também conhecidos como fármacos ou drogas. Conhecemos as vias de administração e os cuidados que devemos ter com cada uma delas. Em pediatria, vimos que existe a necessidade de se preparar a criança e a mãe ou o responsável para que se diminuam os momentos de tensão e dor.

Agora é com você!

1) O que você entendeu por fármaco?
2) Quais são as vias de administração parenteral direta?
3) Quais são as desvantagens e limitações da via intramuscular?
4) Quando ocorre a interação farmacocinética, e em quais aspectos?
5) O que é interação de efeito?

5

Enfermagem Pediátrica e Neonatal

Para começar

Neste capítulo, aprenderemos alguns cuidados básicos com o recém-nascido e o prematuro. Conheceremos os benefícios do alojamento conjunto, a importância do apego mãe-filho no período de hospitalização, os cuidados com a prevenção de infecção hospitalar, as dificuldades do aleitamento materno e os medos e os anseios da mãe na alta hospitalar de seu bebê.

5.1 Prevenção da infecção hospitalar

5.1.1 Infecção hospitalar em neonatologia

Todas as infecções no período neonatal são consideradas hospitalares, com exceção das adquiridas por via transplacentária, isto é, durante a gestação, de mãe para filho.

Em até 48 horas após o nascimento, consideramos que a infecção vem da mãe; após 48 horas do nascimento, alegamos que a infecção seja mesmo hospitalar.

Em caso de hospitalização de recém-nascido, a manifestação de infecção só será considerada hospitalar a partir de 72 horas após a criança ser admitida.

5.2 Infecção Relacionada à Assistência a Saúde (IRAS)

Transplacentárias: são infecções que a mãe passa para seu filho quando ainda dentro do útero. Por exemplo: herpes simples, toxoplasmose, rubéola, citomegalovírus, sífilis, hepatite B e infecção pelo vírus da imunodeficiência humana adquirida (HIV).

Precoce de provável origem materna (IRAS): infecção cuja evidência diagnóstica (clínica/laboratorial/microbiológica) ocorreu nas primeiras 48 horas de vida com fator de risco materno para infecção. Definem-se como fatores de risco materno:

» bolsa rota (bolsa estourada) maior que 18 horas;

» cerclagem (costura no útero quando a mulher sofre de incompetência ístimo cervical);

» trabalho de parto em gestação menor que 35 semanas;

» procedimentos de medicina fetal nas últimas 72 horas;

» infecção do trato urinário (ITU) materna sem tratamento ou em tratamento há menos de 72 horas;

» febre materna nas últimas 48 horas;

» corioamnionite (inflamação por bactéria nas membranas fetais);

» colonização pelo estreptococo B em gestante, sem quimioprofilaxia intraparto, quando indicada.

Tardia de origem hospitalar (IRAS): ocorre após as primeiras 48 horas de vida. Será considerada como IRAS neonatal tardia, de origem hospitalar, aquela infecção diagnosticada enquanto o paciente estiver internado em unidade de assistência de neonatal.

5.3 Guia básico de prevenção de infecção hospitalar

Os profissionais que atuam diretamente na assistência do paciente devem seguir as recomendações básicas para a prevenção e o controle de infecção apresentadas a seguir:

» usar avental/guarda-pó sempre fechado, devendo este ser retirado para as refeições;

» não usar avental/guarda-pó de outra instituição;

» não sentar no leito do paciente;

» manter cabelos sempre presos ou usá-los curtos;

» não fazer uso de joias ou de qualquer outro adorno;

» manter unhas limpas, curtas e sem esmalte;

» não se alimentar no posto de enfermagem;

» não usar chinelos e sandálias, apenas sapato fechado;

» avisar a chefia se estiver resfriado, com diarreia e feridas infectadas;

» não transitar pelo hospital com alimentos (cafés, pacotes de bolacha, chás, pães etc.).

5.4 Lavagem das mãos

Constitui o ato de lavar as mãos com água e sabão, visando à remoção de bactérias transitórias e algumas residentes, pelos, suor, oleosidade e células descamativas. É preciso lavar as mãos logo ao chegar na unidade, antes e após usar o banheiro, alimentar-se, pentear os cabelos, limpar e assoar o nariz, fumar, tocar qualquer parte do corpo; antes de preparar medicamentos e administrá-los; antes e após curativos; antes e após procedimentos no paciente; se sujeira visível ou presença de matéria.

Existem algumas técnicas para a lavagem das mãos, cada uma poderá ser realizada de acordo com o procedimento que será realizado no paciente. Conheceremos, a seguir, a técnica mais usada para procedimentos simples.

5.5 Higienização simples das mãos

Tem como função remover os microrganismos que se proliferam nas mãos, assim como o suor, a oleosidade e qualquer tipo de células mortas. Esse procedimento é realizado em média de 40 a 60 segundos.

No caso de torneira que precise de contato manual para fechamento, use um papel toalha. O uso coletivo de toalha de pano é contraindicado, é preferível que sua toalha seja individual, para que as bactérias não se proliferem. Deve-se evitar água muito quente ou muito fria na lavagem das mãos, a fim de prevenir o ressecamento da pele.

- 1º passo: abrir a torneira e molhar as mãos sem tocar na pia.
- 2º passo: aplicar nas mãos quantidade suficiente de sabão para a lavagem das duas mãos.
- 3º passo: ensaboar as palmas das mãos, esfregando-as entre si.
- 4º passo: esfregar a palma da mão direita no dorso da mão esquerda entrelaçando os dedos e vice-versa.
- 5º passo: entrelaçar os dedos e friccionar os espaços interdigitais.
- 6º passo: esfregar o dorso dos dedos de uma mão com a planta da mão oposta, segurando os dedos, com os movimentos de vai e vem e vice-versa.
- 7º passo: esfregar o polegar direito, com o auxílio da palma da mão esquerda, usando-se movimentos circulares e vice-versa.
- 8º passo: friccionar as polpas digitais e unhas da mão esquerda contra a mão direita, fechada em concha, fazendo movimento circular e vice-versa.
- 9º passo: esfregar o punho esquerdo, com o auxílio da mão direita, usando movimento circular e vice-versa.
- 10º passo: enxaguar as mãos, retirando os resíduos de sabão. Evitar contato direto das mãos ensaboadas com a torneira.
- 11º passo: secar as mãos com papel toalha descartável, iniciando pelas mãos e seguindo os punhos. Descartar o papel toalha na lixeira para resíduos comuns.

5.6 Cuidados no alojamento conjunto

Alojamento conjunto é um sistema hospitalar em que o recém-nascido sem doenças, logo após o seu nascimento, é instalado junto com sua mãe num mesmo ambiente, 24 horas por dia até a sua alta médica. Esse sistema realiza todos os cuidados assistenciais e orientações à mãe sobre a saúde do bebê e juntamente com a ela.

5.6.1 Vantagens do alojamento conjunto

» Estimula e motiva o aleitamento materno, de acordo com as necessidades da criança, recebendo a amamentação na sua forma mais natural, pois a amamentação precoce provoca a contração uterina e de seus vasos, atuando como prevenção das hemorragias pós-parto.

» Faz que o aleitamento materno se inicie mais rapidamente e que seja frequente e se mantenha por um maior tempo possível.

» Fortalece os laços afetivos entre mãe e filho por meio do relacionamento imediato.

» Permite o acompanhamento constante do bebê pela mãe, o que a faz conhecer melhor seu filho e possibilitar a comunicação imediata de qualquer anormalidade.

» Proporciona condições à equipe de enfermagem de proporcionar treinamento para a mãe, sobre como realizar cuidados indispensáveis ao recém-nascido e a si mesma.

» Mantém comunicação biopsicossocial entre a mãe, a criança e os demais membros da família, como o pai, os irmãos e os avós.

» Diminui o risco de infecção hospitalar.

» Facilita o encontro da mãe com o pediatra, possibilitando troca de informações sobre a saúde do bebê e o resultado de exames realizados.

5.7 O apego mãe-criança da criança hospitalizada

Segundo Faquinello (2003), o apego entre mãe e filho ocorre por meio de uma relação íntima e afetiva estabelecida entre os dois. Essa relação acontece, principalmente, pelo fato de o bebê passar a maior parte dos primeiros anos de sua vida com a mãe, quando é necessária dedicação especial para a sobrevivência da criança. Durante esse período, é formado um ambiente onde só há duas pessoas: a mãe e o bebê. Eles se tornam uma dupla, em que um complementa o outro, se relacionando com amor e carinho, o bebê receber o que ele precisa e a mãe receber o que ela precisa. É uma troca mútua.

Os primeiros cuidados maternos correspondem a uma continuação da ligação que já existia quando o bebê ainda estava no útero da mãe; e o toque e o contato visual que agora são adicionados são essenciais.

As experiências que a dupla mãe e filho trocam nos primeiros anos de vida são uma grande contribuição para o crescimento e o desenvolvimento da criança; essas experiências influenciarão a criança por toda sua vida. Percebemos que a presença da mãe, bem como sua ausência, provoca alterações no estado geral da criança. Quando há uma relação saudável, a criança se desenvolverá com um caráter equilibrado e autoconfiante, pois ela sente que pode contar com o apoio da mãe que, além de tudo, passa segurança para seu filho. Segundo Myers (1999), "as crianças que não são amadas costumam tornar-se pessoas que não amam". Essa teoria é a base para que se defender a importância do apego inicial, pois, constitui o fundamento para os relacionamentos futuros.

5.7.1 A criança hospitalizada

Ainda por meio dos estudos de Faquinello (2003), podemos saber que, no passado, a criança hospitalizada ficava isolada em berçários e enfermarias pediátricas com o objetivo de prevenir a transmissão de infecções. Os esforços para combater as doenças infecciosas e fatais, associados a regras rígidas dos hospitais, fizeram com que a mãe e o bebê ficassem separados durante o tratamento médico. Quando as visitas aconteciam, eram previamente programadas e os pais, na maioria das vezes, só podiam ver o filho de longe, sem entrar no local da internação.

Quando foram iniciados os tratamentos usando-se antibióticos e novas tecnologias de higiene hospitalar, essa situação foi se amenizando aos poucos. No entanto, só após o surgimento de estudos sobre o desenvolvimento psicológico e emocional infantil, é que o tratamento da criança não ficou reduzido apenas à visão biológica, mas também passou a incluir as visões psicológica, social e emocional. A partir desses estudos, foi criado um relatório, chamado de Relatório Platt, em que se encorajava os pais a ficarem com seus filhos durante o período hospitalizado, e a manterem-se atentos, dia e noite. Assim, ajudariam não somente nos cuidados físicos, mas também nos cuidados psicológicos e emocionais.

Amplie seus conhecimentos

"O Relatório Platt foi um marco importante a respeito das condições da criança hospitalizada, publicado em 1959, foi elaborado por um comitê de Bem-Estar da Criança no Hospital e constituído pelo Conselho Central de Serviços de Saúde de Londres. O relatório, realizado a partir de vários estudos relacionados ao desenvolvimento físico e emocional da criança, à contribuição de pais de crianças hospitalizadas, às instituições hospitalares, pode contar também com dados estatísticos sobre a hospitalização infantil na Inglaterra. Alertava, sobretudo, para as condições de privação e isolamento físico e social, tão nocivos ao desenvolvimento físico e emocional da criança" (FRANCO; AGUILLAR, 2007).

Em seguida à criação desse relatório, houve uma transformação, tornaram-se mais flexíveis os casos de hospitalização; até hoje, a conduta à criança hospitalizada é repensada, assim como, as medidas de isolamento e as permissões para visitas abertas a outros familiares.

A psicologia avançou, evidenciando que o afastamento ou ausência dos pais em épocas importantes da vida da criança geram distúrbios, independentemente de serem eles precoces ou tardios.

O Estatuto da Criança e do Adolescente (ECA) ganhou corpo no Brasil a partir da publicação da Lei nº 8.069, de 13 de julho de 1990, que, em seu Artigo 12, nos ensina: "Os estabelecimentos de atendimento à saúde deverão proporcionar condições para a permanência em tempo integral de um dos pais ou responsável, nos casos de internação de criança ou adolescente".

Atualmente, observamos que há incentivo para a participação e o envolvimento da família nos cuidados da criança hospitalizada, mas, infelizmente, a maioria dos hospitais ainda atua focando a saúde biológica, dando mais importância à doença e ao seu tratamento do que às questões de sofrimentos e distúrbios emocionais causados pela hospitalização.

Os benefícios dessa relação mãe-filho durante a hospitalização contribuiriam para reduzir o custo da internação por alta médica mais cedo do que o previsto e a redução na necessidade de terapias e procedimentos, além de aumentar o calor afetivo e a colaboração dos funcionários, criando-se um vínculo entre a mãe, o hospital e a comunidade.

5.7.2 Direitos da criança e do adolescente hospitalizado

Os direitos da criança e do adolescente hospitalizado são regidos pela Resolução no 41, de 31 de outubro de 1995, do Conselho Nacional dos Direitos da Criança e do Adolescente (Conanda). Veja a seguir esses direitos:

1) Direito à proteção à vida e à saúde, com absoluta prioridade e sem qualquer forma de discriminação.
2) Direito a ser hospitalizado quando for necessário ao seu tratamento, sem distinção de classe social, condição econômica, raça ou crença religiosa.
3) Direito a não ser ou permanecer hospitalizado desnecessariamente por qualquer razão alheia ao melhor tratamento de sua enfermidade.
4) Direito a ser acompanhado por sua mãe, pai ou responsável, durante todo o período de sua hospitalização, bem como receber visitas.
5) Direito a não ser separado de sua mãe ao nascer.
6) Direito a receber aleitamento materno sem restrições.
7) Direito a não sentir dor, quando existam meios para evitá-la.
8) Direito a ter conhecimento adequado de sua enfermidade, dos cuidados terapêuticos e diagnósticos a serem utilizados, do prognóstico, respeitando sua fase cognitiva, além de receber amparo psicológico, quando se fizer necessário.
9) Direito a desfrutar de alguma forma de recreação, programas de educação para a saúde, acompanhamento do curriculum escolar, durante sua permanência hospitalar.
10) Direito a que seus pais ou responsáveis participem ativamente do seu diagnóstico, tratamento e prognóstico, recebendo informações sobre os procedimentos a que será submetido.

11) Direito a receber apoio espiritual e religioso conforme prática de sua família.

12) Direito a não ser objeto de ensaio clínico, provas diagnósticas e terapêuticas, sem o consentimento informado de seus pais ou responsáveis e o seu próprio, quando tiver discernimento para tal.

13) Direito a receber todos os recursos terapêuticos disponíveis para a sua cura, reabilitação e ou prevenção secundária e terciária.

14) Direito à proteção contra qualquer forma de discriminação, negligência ou maus-tratos.

15) Direito ao respeito a sua integridade física, psíquica e moral.

16) Direito à preservação de sua imagem, identidade, autonomia de valores, dos espaços e objetos pessoais.

17) Direito a não ser utilizado pelos meios de comunicação, sem a expressa vontade de seus pais ou responsáveis, ou a sua própria vontade, resguardando-se a ética.

18) Direito à confidência dos seus dados clínicos, bem como direito a tomar conhecimento dos mesmos, arquivados na Instituição, pelo prazo estipulado em lei.

19) Direito a ter seus direitos constitucionais e os contidos no Estatuto da Criança e do Adolescente, respeitados pelos hospitais integralmente.

20) Direito a ter uma morte digna, junto com seus familiares, quando esgotados todos os recursos terapêuticos disponíveis.

5.8 O aleitamento materno e suas dificuldades

5.8.1 O aleitamento

O aleitamento materno, ou amamentação, é o ato de alimentar e nutrir o bebê com o leite que a própria mãe produz por meio dos recursos de seu organismo e é considerado um comportamento natural e previsível. Por ser tão importante, o aleitamento materno é tido como a primeira vacina. Deve ser a única alimentação do bebê até seus primeiros seis meses de vida. Também é considerado um alimento econômico, pois além de não custar nada, ainda está sempre limpo e pronto e traz vantagens para a criança e para a mãe.

Vale ressaltar que o aleitamento materno, quando mãe e bebê são saudáveis, deve ser sempre incentivado para garantir o bem-estar, a saúde e a proteção da criança. O leite materno é o alimento ideal, pois ele incentiva um maior vínculo afetivo entre mãe e filho, além de proteger o bebê contra doenças e a morte.

No entanto, sabemos que nem todas as mães, ainda que conheçam os benefícios, por alguns motivos, não amamentam. A seguir, conheceremos as dificuldades mais comuns no aleitamento materno.

5.8.2 As dificuldades no aleitamento materno

Nas consultas do pré-natal os profissionais de saúde devem identificar as dificuldades que a mãe pode vir a ter com o aleitamento materno, para que haja orientações e cuidados sobre esse ato tão importante para a mãe e para o bebê.

Dentre as dificuldades encontradas no aleitamento materno imediatamente pós-parto, temos os traumas mamários, como fissuras mamilares, ingurgitamento ou leite empedrado, dor mamilar, mastite, bicos invertidos, monilíase, crenças (como a de que esse leite é fraco), freio lingual curto do bebê, má pega, dor, desconforto, entre outras.

5.8.2.1 Dor na amamentação

Amamentar não dói. Pode ser má colocação da boca do bebê ao mamar, sucção incorreta ou fungos no mamilo. A dor interfere na ejeção do leite, daí o bebê acaba mamando pouco, porque sai pouco leite ou porque a mãe tira o seio antes de o bebê ficar satisfeito. Então, ele fica inquieto, chorando, o que angustia a mãe e prejudica ainda mais a amamentação.

5.8.2.2 Fissuras mamilares

São rachaduras no mamilo. Acontecem em consequência da pressão da boca no mamilo e é sinal de que está havendo uma má pegada do bebê no momento da amamentação.

Para evitar as fissuras, a mãe deve colocar a auréola e o mamilo na boca da criança. Muitas vezes, o bebê succiona só o mamilo e não pega direito a auréola, e isso provoca as fissuras. Sem deixar de lembrar que é importante evitar passar medicamentos nas fissuras após a mamada, pode-se colocar um pouco do próprio leite e expor os seios um pouco ao sol.

No caso de fissuras extensas, modificar a posição da mamada pode ser uma solução, assim como reduzir os horários de amamentação. Se ainda assim a fissura não sarar, pode ser micose ou sucção disfuncional, então se deve examinar a boca e a sucção do bebê. Atenção! Se a fissura complicar, pode se tornar mastite.

5.8.2.3 Ingurgitamento mamário

Ocorre quando as mamas não são esvaziadas completamente. Quando o ingurgitamento (excesso de leite nas mamas) é primário, a mama endurece, fica mais sensível e aumenta de tamanho, então o leite deve ser extraído para que o bebê consiga sugar.

Em outra forma, além de acumular o leite, o inchaço impede que ele saia. As mamas ficam duras, doloridas, quentes e enrijecidas. Deve-se esvaziar totalmente as mamas e estimular o reflexo de descida do leite.

5.8.2.4 Monilíase

É a infecção pelo fungo *Candida albicans* no mamilo e na auréola, podendo ocorrer lesões na pele também. As mamas ficam rosadas, as fissuras aparecem e formam placas esbranquiçadas na boca do bebê, como mostra a Figura 5.1. Ocorre dor intensa no momento da amamentação.

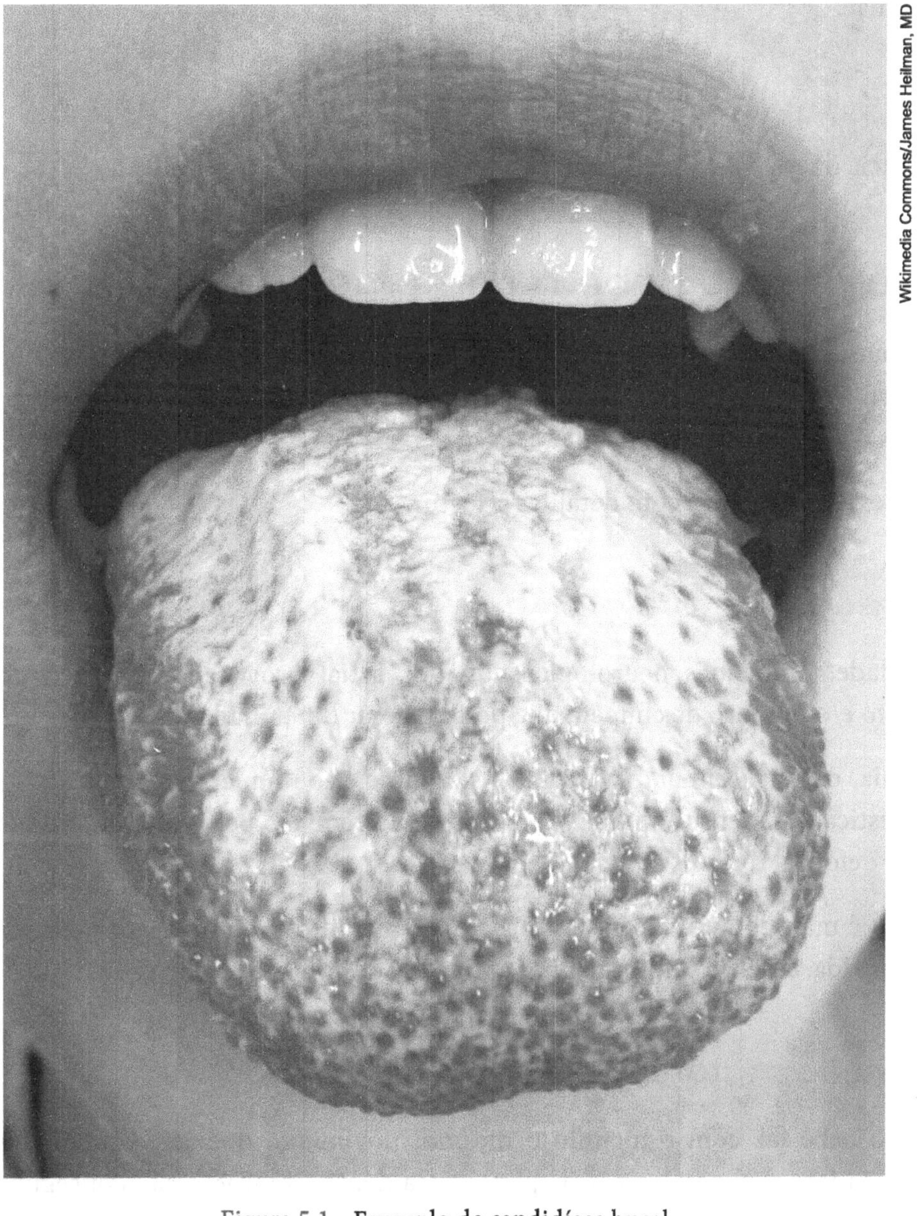
Wikimedia Commons/James Heilman, MD

Figura 5.1 - Exemplo de candidíase bucal (também conhecida como sapinho) em criança.

5.8.2.5 Retenção de leite

São nódulos mamários (caroços) sensíveis por esvaziamento incompleto das mamas, por compressão externa ou obstrução interna, e piora quando há intervalos prolongados entre as mamadas.

5.8.2.6 Mastite

É um processo infeccioso que causa dor, ingurgitamento (excesso de leite nas mamas) e eritema (vermelhidão) localizado. Geralmente, ocorre em apenas uma das mamas. Provoca mal-estar geral, febre e calafrios. As causas são fissuras mamárias, esvaziamento incompleto da mama, retenção de leite, intervalos grandes entre as mamadas, amamentação de gêmeos, desmame brusco e esgotamento da mãe.

5.8.2.7 Abscesso mamário

Consequência da mastite quando não esta é tratada de forma adequada.

5.9 Problemas do bebê na amamentação

Uma das causas de problema na amamentação é quando o bebê não aceita o peito. Isso pode acontecer por insuficiência ou excesso do leite que sai da mama, quando se usa mamadeiras ou por outros problemas que o impeçam de mamar.

Vamos ver esses problemas com detalhes a seguir.

5.9.1 Disfunção motora oral

Prematuridade, problemas neurológicos ou dor facial provocada pelo uso do fórceps no momento do parto e/ou do uso de chupeta que podem gerar dificuldades para a sucção.

A hipertonia, ou enrijecimento muscular, faz que o bebê fique com a cabeça para trás, com braços e pernas esticados e tensos, que seus lábios se invertem; e o bebê acaba mordendo o mamilo, que fica branco e deformado.

A hipotonia é mais comum em recém-nascidos prematuros, ou de baixo peso, em que a força muscular fica reduzida, a flexão diminuída nas extremidades e a sucção torna-se frágil.

5.9.2 Disfunção motora oral secundária à mamadeira e à chupeta

É quando o bebê faz com o mamilo o mesmo movimento que faz quando suga a chupeta, empurrando-o para fora da boca em vez de puxar para dentro, morde e não consegue sugar o leite, causando dor na mãe.

5.9.3 Problemas anatômicos da boca do bebê

Quando o bebê tem fissura labial ou do palato, como é o caso da Figura 5.2. É possível que o bebê mame, mas a mãe tem de ajudá-lo, pressionando a auréola para facilitar a saída do leite. A posição ideal terá de ser sentada o mais verticalmente possível.

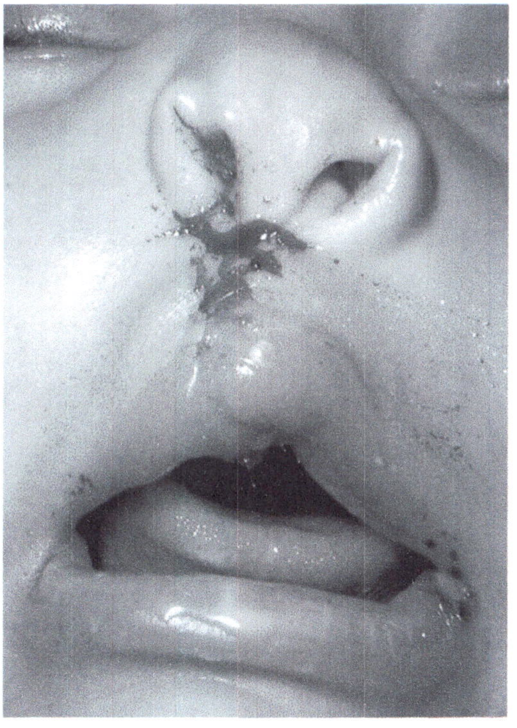

Figura 5.2 - Fenda palatina ou lábio leporino.

5.9.4 Incremento de peso inadequado

Quando o bebê não está ganha a quantidade de peso ideal dentro de um mês, é preciso verificar a quantidade de mamadas dentro de 24 horas, se são poucas ou se o bebê está satisfeito. Deve-se pensar na possibilidade de cardiopatia congênita (doenças do coração), problemas neurológicos, metabólicos e infecciosos. Deve-se verificar se há algum dos problemas nas mamas que listamos neste capítulo. Daí, então, será necessário ordenhar as mamas (retirar o leite manualmente) após as mamadas e oferecer o leite ao bebê.

5.9.5 Alimentação em situação de separação

Em período de hospitalização, a mãe deve garantir a amamentação com o leite materno, retirando o leite por meio de ordenha para poder alimentar o bebê. Esse leite deve ser mantido sob refrigeração adequada e ser servido ao seu bebê com o uso de mamadeira. O bebê deve ser alimentado, pelo menos, oito vezes no decorrer de 24 horas.

5.10 Orientação materna na alta médica

Antigamente, a mãe era excluída da assistência ao seu bebê quando ele tinha de ficar no berçário por ser uma criança com risco de morte, mas hoje ela passa a ser uma aliada nessa assistência, podendo permanecer junto ao filho pré-termo ou enfermo, participando de seus cuidados, como mostra a Figura 5.3. Essa conduta modificada passará a atender a esta necessidade de a mãe fazer parte de todos os cuidados especiais e a introdução da família neste espaço.

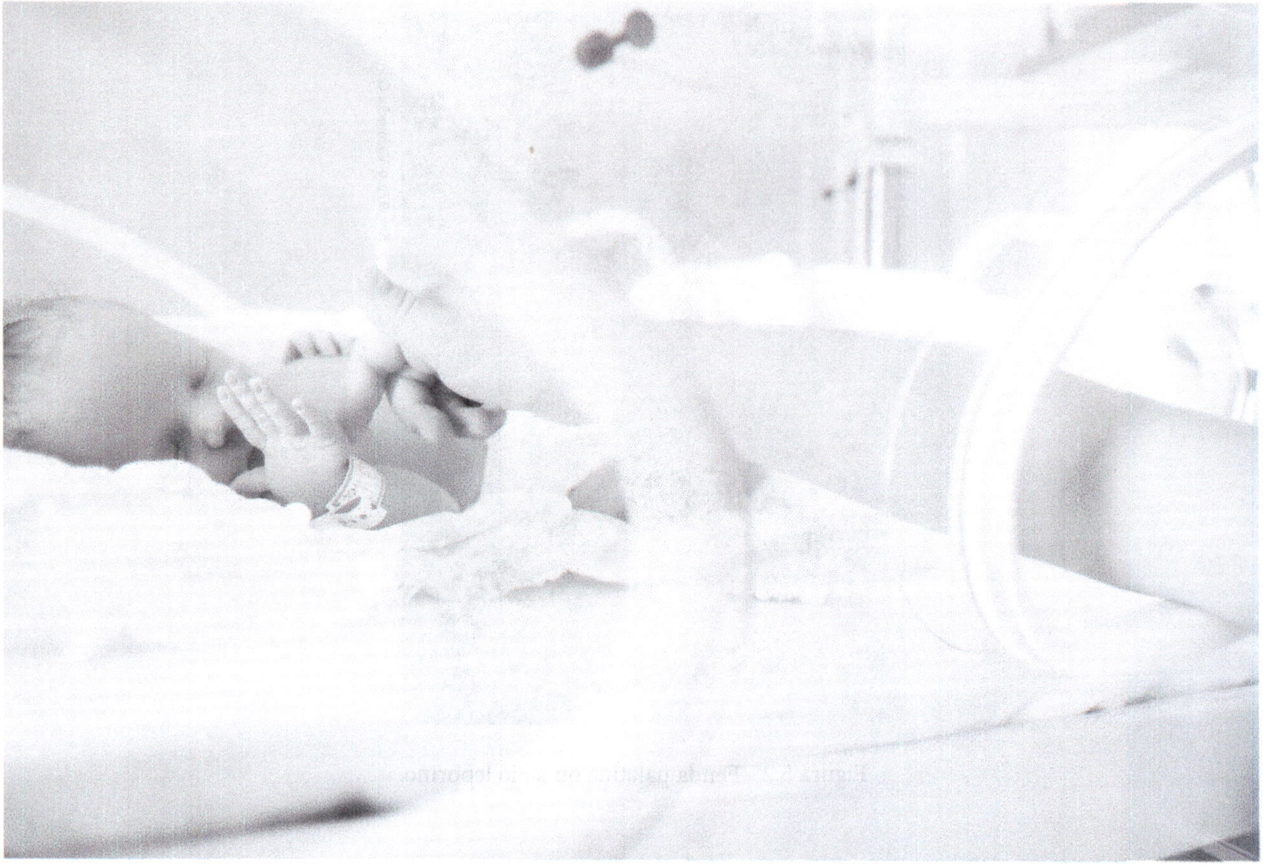

spfotocz/Shutterstock.com

Figura 5.3 - A participação da mãe é fundamental nos cuidados do recém-nascido em situação de risco.

Muitas vezes, é grande o medo da mãe de assumir o cuidado cotidiano de um filho que necessitará de atenção especial em longo prazo, com risco de danos à vida e até de morte, além dos aspectos relacionados às condições socioculturais. O treinamento da mãe para o cuidado domiciliar do bebê se dá durante toda a internação do prematuro ou doente, procurando-se desenvolver técnicas e transmitir conhecimentos específicos para os cuidados da criança.

Os estudos têm dado grande importância à necessidade de capacitação da mãe para a alta hospitalar, e isso deve acontecer durante todo o período de hospitalização da criança, reduzindo o medo, a falta de informação e a ansiedade, e aumentando a autoconfiança nos cuidados de seu bebê em casa. Desse modo, a adaptação da família à criança, após a alta hospitalar, é facilitada, e cabe ao enfermeiro dar todas as orientações necessárias por ser o profissional mais próximo da criança e do adulto nos cuidados durante a internação.

5.11 Plano de ação para o cuidado domiciliar

Algumas instituições hospitalares dispõem de um plano de ação de orientação específica ou geral para os cuidados da criança no domicílio, com o objetivo educativo e preventivo, a fim de reduzir o risco de uma próxima internação.

Quando o bebê chegar em casa, muitas pessoas quererão visitá-lo, assim, a mãe deve preparar-se:

» Não permitir que pessoas resfriadas ou com gripe façam contato.

» Limitar o tempo de cada visita e o número de pessoas que irão visitá-la; quanto menos o bebê for exposto, mais seguro ele estará.

» Manter a casa arejada, com portas e janelas abertas, mas não exponher o bebê a temperaturas baixas. Manter a casa sempre bem limpa.

» Nunca permitir que a visita pegue o bebê sem antes lavar bem as mãos.

» Nunca fumar perto do bebê; se houver fumantes em casa, eles devem fumar o mais longe possível da criança.

» Amamentar o bebê conforme instrução da equipe de enfermagem, lembrando que o leite materno é essencial e um excelente alimento para a proteção e desenvolvimento da criança.

» Muitas vezes, o bebê pré-termo tem dificuldades na amamentação; a mãe deve lembrar-se sempre das orientações sobre a amamentação e ter paciência, pois ele ainda está em processo de amadurecimento e se desenvolverá para conseguir sugar o leite.

» O bebê prematuro dorme muito, ele deve ser acordado a fim de ser estimulado para os horários das mamadas.

» Nos casos de dificuldade na amamentação, nunca se deve dar a mamadeira para o bebê, para que ele não se acostume com o formato do bico e com a consistência, caso contrário, ele não pegará mais o peito. A amamentação com mamadeira nessa fase propicia problemas dentários e de fala para a criança mais tarde.

» Se houver muita dificuldade nos momentos de amamentação e o bebê estiver recebendo leite em quantidade menor que a recomendada, deve-se retirar o leite do peito e alimentá-lo com um copinho.

5.12 Cuidados no uso do copinho

» Sempre lavar bem as mãos antes de oferecer leite no copinho para o bebê.

» Sempre observar a temperatura do leite (se não for o leite da mãe retirado no mesmo momento).

» Sempre colocar o bebê em posição semissentado.

» Sempre apoiar a borda do copo no lábio superior do bebê para evitar que ele empurre o copo para fora com a língua.

» Sempre esperar que o bebê puxe o leite, e não forçá-lo, obrigando-o a engolir; assim, a quantidade que ele engolir será a ideal para ele.

Vamos recapitular?

Neste capítulo, aprendemos alguns cuidados com o recém-nascido e o prematuro, entendemos os benefícios do alojamento conjunto e a importância do apego mãe-filho no período de hospitalização e os cuidados com a prevenção de infecção hospitalar, assim como as dificuldades do aleitamento materno e os medos e anseios da mãe na alta hospitalar de seu bebê.

Agora é com você!

1) Faça um breve comentário sobre o que são as IRAS.
2) O que você entende por alojamento materno?
3) Com suas palavras, explique o que é aleitamento materno.
4) Quais as complicações do aleitamento materno?
5) Em sua opinião, por que não é bom o bebê usar a mamadeira?

6 Alimentação Saudável

Para começar

A obra será finalizada com um dos assuntos mais relevantes e atuais para o desenvolvimento da criança e do adolescente: a alimentação saudável. Você conhecerá a riqueza dos produtos naturais, dicas para uma alimentação saudável, bem como as propriedades nutritivas dos alimentos mais consumidos atualmente.

6.1 A riqueza dos produtos naturais

Desde os velhos tempos, o homem vem buscando alternativas alimentares na natureza, como água, frutos, verduras, peixes etc., para seu sustento, de sua família e de toda a sua parentela.

Com o passar dos anos, a tecnologia foi sendo aprimorada, houve muitas descobertas e muitos alimentos passaram a ser industrializados e fabricados pelo homem. Desse modo, é comum, hoje em dia, encontrarmos alimentos enlatados e armazenados há meses nas prateleiras dos principais supermercados, aguardando serem consumidos pelos clientes.

Porém, nessa mesma esteira, podemos encontrar nos principais hospitais centenas de adultos e crianças internados por algum tipo de problema de origem alimentar, tendo em vista que a maioria dos produtos enlatados e armazenados possui em sua fórmula algum tipo de conservante químico, que, ao interagir com o organismo humano, pode provocar de imediato, ou ao longo dos anos, diversas enfermidades, como o câncer.

Muitos pensam que, para ter uma alimentação saudável, é necessário ter condições de consumir bons alimentos em excelentes restaurantes, churrascarias etc., mas isso é um grave engano!

As frutas, legumes e verduras produzidos naturalmente no campo podem ser comprados nos supermercados e feiras por um preço bastante acessível, além de apresentar uma riqueza nutricional espetacular, essencial para o sustento do nosso organismo.

6.2 Dicas para uma alimentação saudável

As mídias impressa e falada vêm constantemente alertando a população a respeito da importância do consumo diário de água fresca, frutas, legumes, verduras e outros produtos naturais, essenciais à sobrevivência humana. Porém, infelizmente, muitos ainda não dão atenção a isso.

Para garantir uma alimentação saudável, é essencial seguir essas dez dicas:

» Consuma, pelo menos, de dois a três litros de água por dia (mesmo no frio).

» Procure ingerir líquidos somente uma hora antes e/ou uma hora após as refeições.

» Evite refrigerantes. Sempre que possível, dê preferência aos sucos naturais, pois são mais saudáveis.

» Evite alimentar-se em demasia após as 20h.

» Alimente-se bem no café da manhã e vá diminuindo a quantidade de comida ao longo do dia.

» É importante alimentar-se de três em três horas. Esse hábito confere uma sensação natural de leveza ao corpo e leva a bons resultados de emagrecimento em curto tempo.

» Procure dormir, pelo menos, oito horas por dia e não mais que isso. Desfrute mais a vida!

» Faça exercícios regularmente, como caminhada, corrida, bicicleta (sempre após a avaliação e indicação de um médico), pela manhã. Comece a valorizar a vida.

» Procure sempre fazer refeições com uma combinação de proteínas (em maior quantidade) e carboidratos (em menor quantidade).

» Consulte regularmente um nutricionista, pois ele é o profissional mais indicado para auxiliá-lo na composição das suas refeições, dietas etc.

6.3 Propriedade nutritiva dos alimentos

6.3.1 Alimentos para o coração

O coração, sem dúvida, é o órgão mais importante para a sobrevivência do ser humano, pois sem ele não há vida. Sinônimo de amor, energia e bem-estar, esse órgão, de forma natural, bombeia incessantemente o sangue por todas as artérias e veias distribuídas pelo corpo. Manter essa máquina em constante funcionamento e em condições de superar as diversas e fortes emoções proporcionadas pela vida deve ser um dos objetivos essenciais para todos aqueles que almejam ter uma vida melhor e mais duradoura. Por esse motivo, veremos a seguir os principais alimentos que nutrem e ajudam a manter a integridade desse nobre músculo.

6.3.1.1 Banana

A banana é uma das frutas mais consumidas e nutritivas do mundo. Rica em vitaminas e minerais, é ideal para todos aqueles que sofrem de doenças do coração (enfarte, angina do peito, arritmias e insuficiência cardíaca, por exemplo) ou de anomalias do sistema circulatório, como é o caso da aterosclerose e da hipertensão arterial.

É uma fruta simples por natureza. Graças à simplicidade natural de sua casca, pode ser consumida a qualquer hora e em qualquer lugar, sem a necessidade do uso de facas e guardanapos.

Veja, a seguir, as propriedades nutritivas mais relevantes encontradas a cada 100 g de parte comestível dessa fruta crua:

Tabela 6.1 - Propriedades nutritivas da banana

Nutriente	Quantidade em 100 g
Vitamina A	8,00 ug ER
Vitamina B1	0,045 mg
Vitamina B2	0,100 mg
Vitamina B6	0,578 mg
Vitamina B12	-
Vitamina C	9,10 mg
Vitamina E	0,270 mg EαT
Cálcio	6,00 mg
Carboidratos	21,0 g
Energia	92 kcal
Ferro	0,310 mg
Fibra	2,40 g
Folatos	19,1 ug
Fósforo	20,0 mg
Magnésio	29,0 mg
Niacina	0,740 mg EN
Potássio	396 mg
Proteínas	1,03 g
Zinco	0,160 mg
Gordura total	0,480 g
Gordura saturada	0,185 g
Colesterol	-
Sódio	1,00 mg

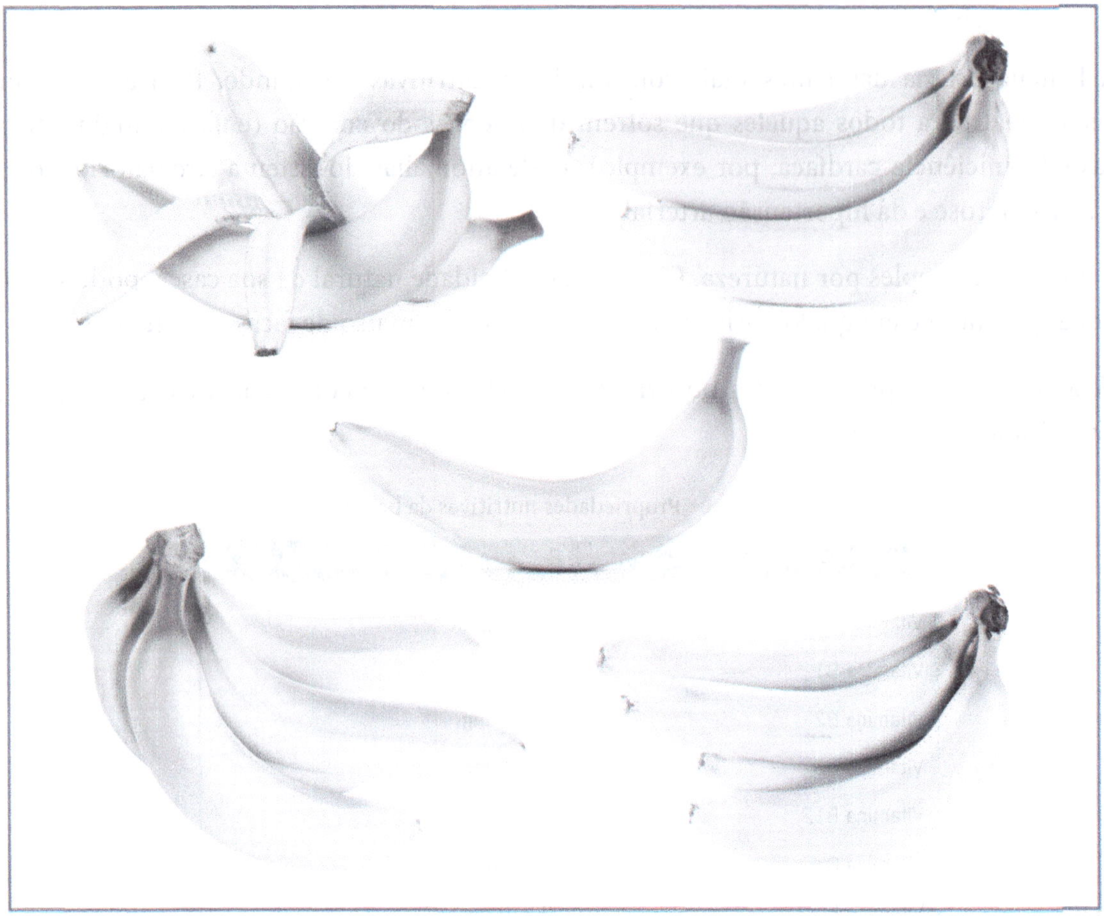

Figura 6.1 - O consumo da banana é muito indicado para diversas aplicações medicinais, dentre as quais podemos citar: afecções cardíacas; afecções intestinais; artrite úrica e gota; diabetes.

6.3.1.2 Pêssego

O pêssego é outra fruta essencial para a saúde do coração, pois a composição proporcional e bastante equilibrada das vitaminas A, C e E, além de sua deficiência de sódio e de gordura (dois grandes vilões do coração) em sua fórmula, permite-nos afirmar sua valiosa contribuição nutricional para esse importante órgão. O efeito antioxidante dessas vitaminas favorece o perfeito funcionamento das artérias em geral e mais especificamente das coronárias que alimentam o coração.

As vitaminas do grupo B, que também estão presentes em abundância no pêssego, são necessárias para que as células musculares se contraiam utilizando a energia dos ácidos graxos e açúcares. Também contêm em grande quantidade potássio e magnésio, minerais essenciais para que os batimentos cardíacos se realizem de forma rítmica, enérgica e eficaz.

Veja, a seguir, as propriedades nutritivas mais relevantes encontradas a cada 100 g de parte comestível dessa fruta crua:

Tabela 6.2 - Propriedades nutritivas do pêssego

Nutriente	Quantidade em 100 g
Vitamina A	54,0 ug ER
Vitamina B1	0,017 mg
Vitamina B2	0,041 mg
Vitamina B6	0,018 mg
Vitamina B12	-
Vitamina C	6,60 mg
Vitamina E	0,700 mg EαT
Cálcio	5,00 mg
Carboidratos	9,10 g
Energia	43 Kcal
Ferro	0,110 mg
Fibra	2,00 g
Folatos	3,40 ug
Fósforo	12,0 mg
Magnésio	7,00 mg
Niacina	1,02 mg EN
Potássio	197 mg
Proteínas	0,700 g
Zinco	0,140 mg
Gordura total	0,090 g
Gordura saturada	0,010 g
Colesterol	-
Sódio	1,00 mg

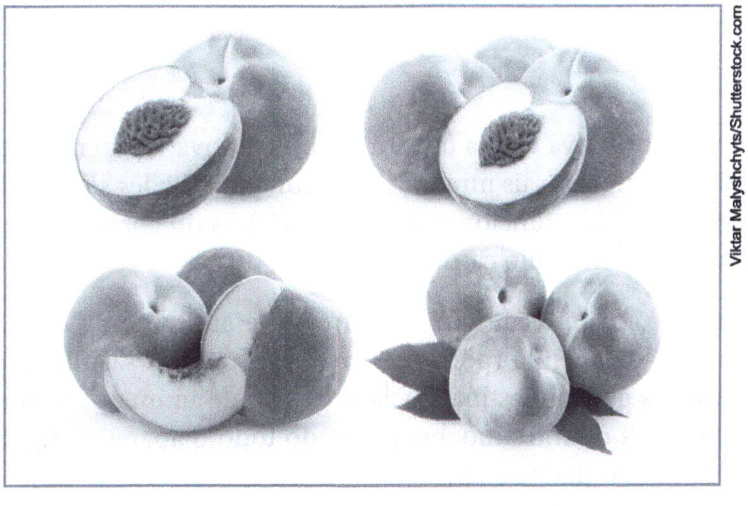

Viktar Malyshchyts/Shutterstock.com

Figura 6.2 - O hábito de consumir pêssego é indicado para diversas enfermidades, entre elas: afecções do coração, afecções digestivas, afecções renais e obesidade.

6.3.1.3 Uva

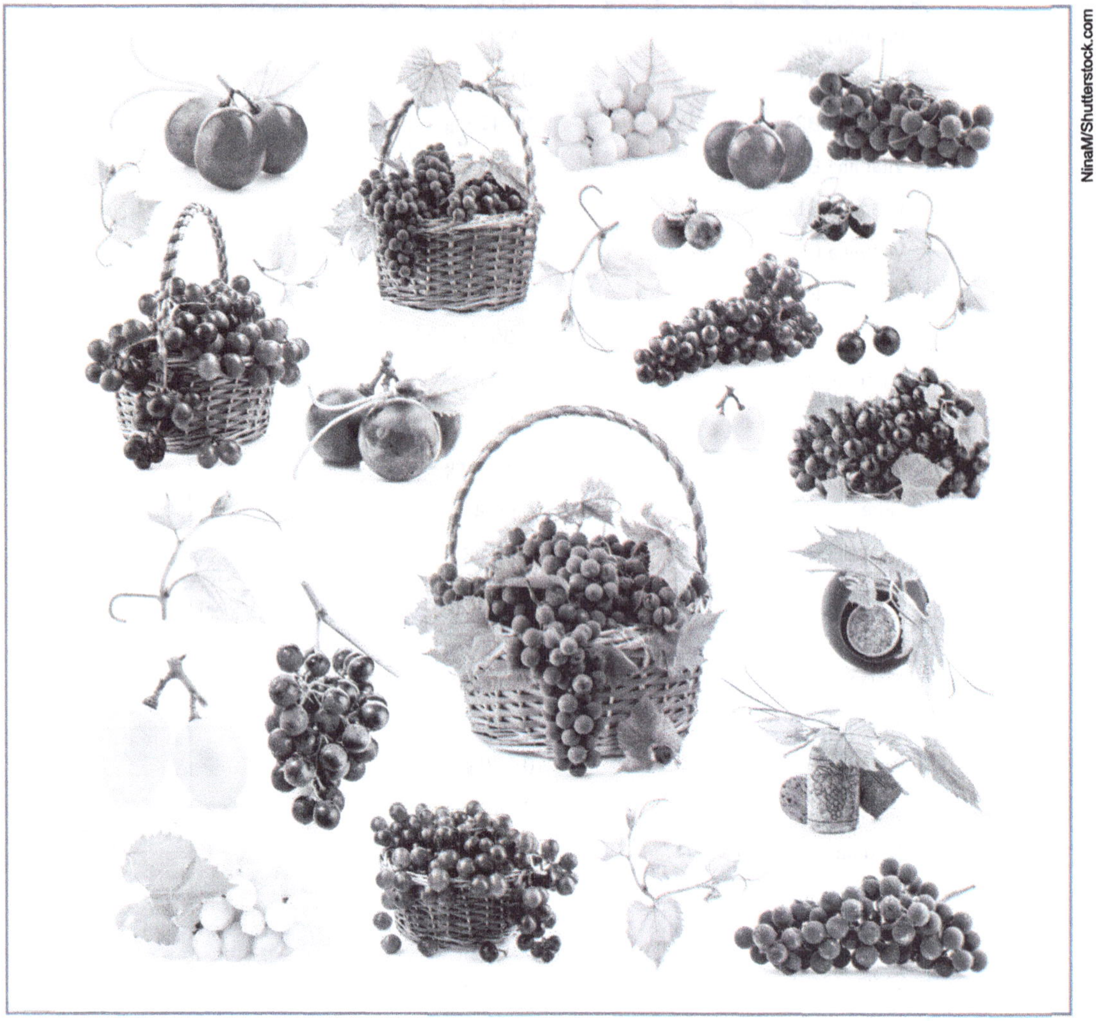

Figura 6.3 - A uva, além de ser considerada por muitos saborosa e bonita, tonifica o coração e fluidifica o sangue, tornando-o mais puro e saudável para o organismo.

Em virtude de seu sabor, a uva é uma das frutas mais cultivadas do mundo, perdendo somente para a laranja. É rica em vitaminas e sais minerais e possui quantidades significativas de vitaminas A, C, E e fibras, que favorecem o bom funcionamento das artérias do coração, especialmente das coronárias, que acabam irrigando o músculo cardíaco.

Além de ser calmante, laxante, antitóxico, diurético e antitumoral, o suco de uva também é aconselhado no tratamento da anemia (por apresentar alto teor de sais de ferro em sua fórmula), bem como nas perturbações gastrointestinais pela presença de inúmeros fermentos que favorecem a mudança da flora bacteriana do intestino, beneficiando todo o aparelho digestório, combatendo a dispepsia, a atonia intestinal e as flatulências.

Vejamos, a seguir, as propriedades nutritivas mais relevantes encontradas a cada 100 g de parte comestível dessa fruta crua:

Tabela 6.3 - Propriedades nutritivas da uva

Nutriente	Quantidade em 100 g
Vitamina A	7,00 ug ER
Vitamina B1	0,092 mg
Vitamina B2	0,057 mg
Vitamina B6	0,110 mg
Vitamina B12	-
Vitamina C	10,8 mg
Vitamina E	0,700 mg EαT
Cálcio	11,0 mg
Carboidratos	16,8 g
Energia	71,0 Kcal
Ferro	0,260 mg
Fibra	1,00 g
Folatos	3,90 ug
Fósforo	13,0 mg
Magnésio	6,00 mg
Niacina	0,350 mg EN
Potássio	185 mg
Proteínas	0,660 g
Zinco	0,050 mg
Gordura total	0,580 g
Gordura saturada	0,189 g
Colesterol	-
Sódio	2,00 mg

6.3.1.4 Morango

O morango é uma fruta vermelha, rasteira, de origem europeia. Na culinária, é muito utilizado para produzir sucos, sorvetes, bolos, tortas, doces, geleias etc. Detentor de uma variada gama de vitaminas (A, B1, B2, B6, C, E), fibras e sais minerais, o morango acumula substâncias capazes de combater os radicais livres no organismo e é bastante indicado às pessoas que desejam melhorar sua circulação sanguínea e purificar suas artérias a fim de garantir mais anos de vida.

Graças a sua capacidade antioxidante e de neutralização dos radicais livres, os morangos são essencialmente eficazes para evitar a aterosclerose, que é uma doença originada pelo acúmulo de colesterol (gordura) nas paredes das artérias coronárias, com posterior endurecimento e estreitamento, o que dificulta a passagem do sangue rico em oxigênio até o coração. Por isso, o morango é uma fruta que não deve faltar na dieta daqueles que sofreram enfarte do miocárdio, que têm de angina do peito, ou que apresentam falta de irrigação nas artérias cerebrais ou dos membros inferiores.

Os morangos são diuréticos, ou seja, aumentam a produção de urina e facilitam a eliminação de ácido úrico do organismo.

Veja, a seguir, as propriedades nutritivas mais relevantes encontradas a cada 100 g de parte comestível dessa fruta crua:

Tabela 6.4 - Propriedades nutritivas do morango

Nutrientes	Quantidade em 100 g
Vitamina A	3,00 ug ER
Vitamina B1	0,020 mg
Vitamina B2	0,066 mg
Vitamina B6	0,059 mg
Vitamina B12	–
Vitamina C	56,7 mg
Vitamina E	0,140 mg EαT
Cálcio	14,0 mg
Carboidratos	4,72 g
Energia	30,0 kcal
Ferro	0,380 mg
Fibra	2,30 g
Folatos	17,7 ug
Fósforo	19,0 mg
Magnésio	10,0 mg
Niacina	0,347 mg EN
Potássio	166 mg
Proteínas	0,610 g
Zinco	0,130 mg
Gordura total	0,370 g
Gordura saturada	0,020 g
Colesterol	–
Sódio	1,00 mg

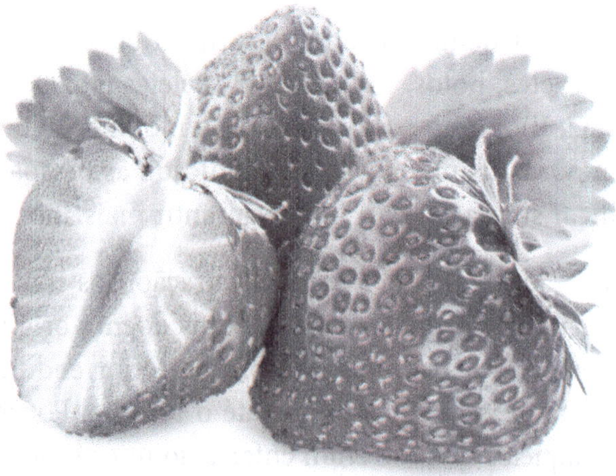

Figura 6.4 - O consumo do morango é muito indicado para diversas aplicações medicinais, dentre as quais podemos citar: artrite úrica e gota; prisão de ventre; hemorroidas; afecções hepáticas (hepatite crônica e cirrose).

6.3.1.5 Abacate

Se as pessoas conhecessem o potencial nutritivo do abacate para a saúde do coração, seu consumo seria praticamente obrigatório entre as famílias de menor poder aquisitivo, pois, além de ser um fruto muito nutritivo, é facilmente encontrado em diversas feiras, supermercados e até mesmo em terrenos baldios. É um fruto saudável e barato.

Veja, a seguir, as propriedades nutritivas mais relevantes encontradas a cada 100 g de parte comestível dessa fruta crua:

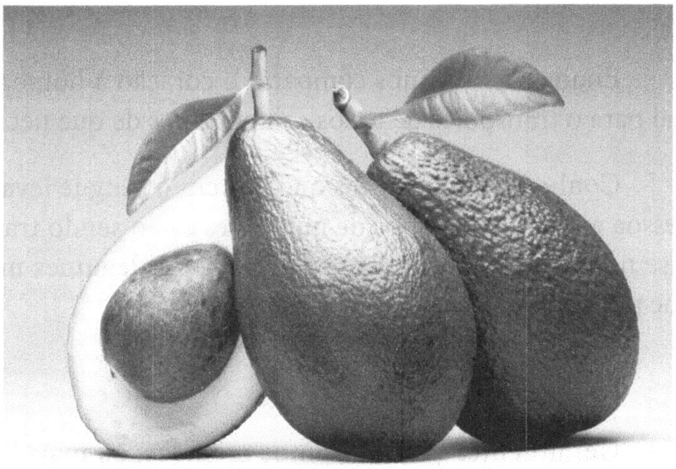

Valentyn Volkov/Shutterstock.com

Figura 6.5 - Falando objetivamente, o abacate reduz o colesterol e combate a anemia. Rico em gorduras, proteínas, vitaminas E, B6, ferro e fibra vegetal, seu consumo é indicado para os casos de excesso de colesterol, transtornos circulatórios, anemia, afecções nervosas e dietas tonificantes (dieta de crianças, esportistas, adultos exaustos, anciãos etc.).

Tabela 6.5 - Propriedades nutritivas do abacate

Nutrientes	Quantidade em 100 g
Vitamina A	61,0 ug ER
Vitamina B1	0,108 mg
Vitamina B2	0,122 mg
Vitamina B6	0,500 mg
Vitamina B12	–
Vitamina C	7,90 mg
Vitamina E	2,30 mg EαT
Cálcio	11,0 mg
Carboidratos	21,0 g
Energia	161 kcal
Ferro	1,02 mg
Fibra	2,40 g
Folatos	61,9 ug
Fósforo	41,0 mg
Magnésio	39,0 mg
Niacina	0,740 mg EN
Potássio	599 mg
Proteínas	1,03 g
Zinco	0,420 mg
Gordura total	15,3 g
Gordura saturada	2,44 g
Colesterol	–
Sódio	10,0 mg

6.3.2 Alimentos para o sangue

Enquanto podemos comparar o coração à bomba da vida, o sangue representa o fluido essencial para o transporte de todos os nutrientes de que necessitamos para viver e também do oxigênio.

Conhecer os alimentos que nutrem o sangue leva a uma melhor qualidade de vida, pois leva a pessoa a saber quais tipos de nutrientes estão sendo transportados e absorvidos pelo organismo. Por esse motivo, veremos a seguir as frutas e os legumes mais indicados para a preservação de um sangue puro e saudável.

6.3.2.1 Beterraba

Geralmente, quando somos crianças, os mais velhos já nos obrigam a comer beterraba na esperança de termos uma vida mais saudável. Inteligente é a criança que leva esses ensinamentos consigo durante toda a vida, pois a beterraba é um alimento com excelentes propriedades nutricionais.

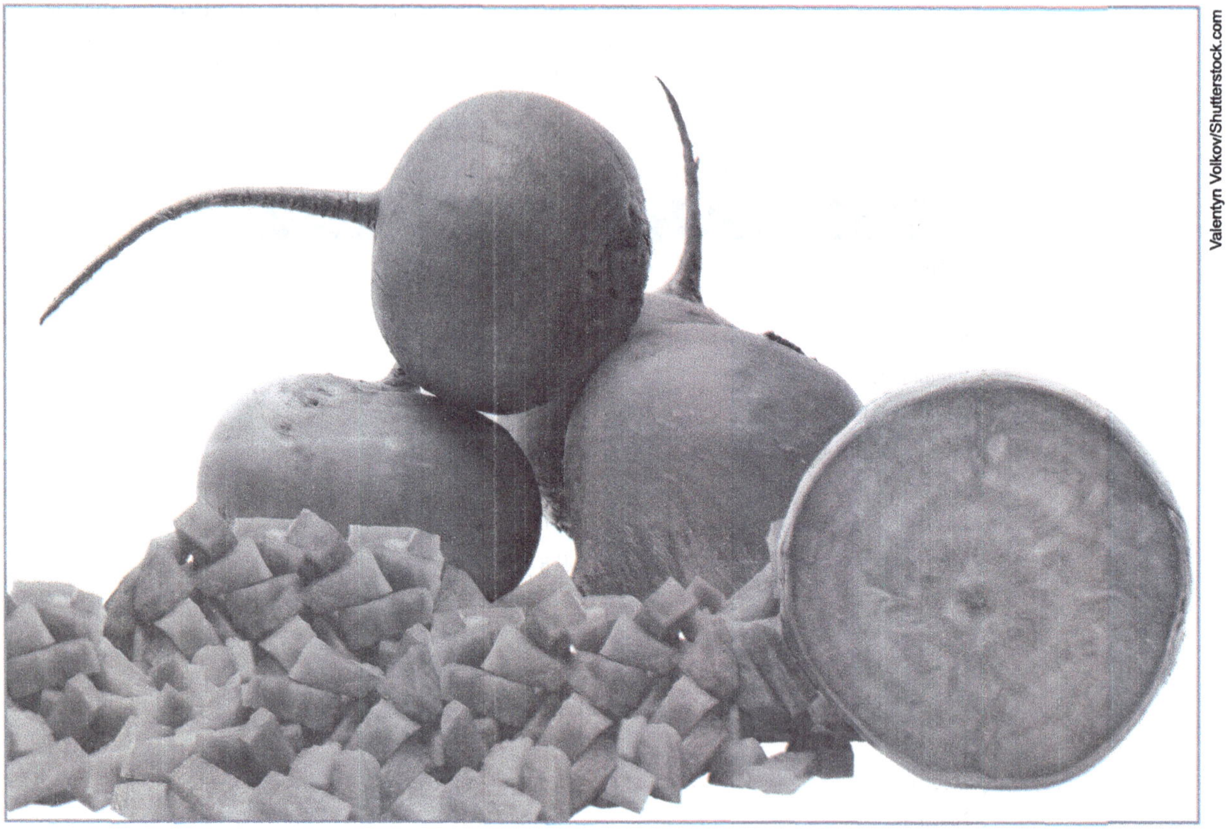

Valentyn Volkov/Shutterstock.com

Figura 6.6 - A beterraba tem funções antianêmicas, alcalinizantes (muito recomendada nos casos de gota e ácido úrico, pelo alto teor de potássio, cálcio e magnésio), hipolipemiantes, laxantes, aperitivas (aumenta a produção de sucos gástricos e fortalece o estômago) e anticancerígenas.

Veja, a seguir, as propriedades nutritivas mais relevantes encontradas a cada 100 g de parte comestível desse alimento cru:

Tabela 6.6 - Propriedades nutritivas da beterraba

Nutrientes	Quantidade em 100 g
Vitamina A	4,00 ug ER
Vitamina B1	0,031 mg
Vitamina B2	0,040 mg
Vitamina B6	0,067 mg
Vitamina B12	-
Vitamina C	4,90 mg
Vitamina E	0,300 mg EαT
Cálcio	16,0 mg
Carboidratos	6,76 g
Energia	43 kcal
Ferro	0,800 mg
Fibra	2,80 g
Folatos	109 ug
Fósforo	40,0 mg
Magnésio	23,0 mg
Niacina	0,651 mg EN
Potássio	325 mg
Proteínas	1,61 g
Zinco	0,350 mg
Gordura total	0,170 g
Gordura saturada	0,027 g
Colesterol	-
Sódio	78,0 mg

6.3.2.2 Limão

Em sua composição, destacam-se a vitamina C e os elementos fitoquímicos, que aumentam as defesas do organismo e o prepara para combater infecções. Pode ser indicado para todos os tipos de doenças infecciosas, sejam elas virais ou bacterianas. Apesar de apresentar baixo teor de ferro em sua composição, possui grande poder antianêmico, pois causa o aumento da absorção do ferro contido nos alimentos vegetais que são ingeridos.

O consumo do limão também é recomendado para tratar anemia, afecções circulatórias, excesso de ácido úrico, cálculos renais e infecções. Também apresenta propriedades anticancerígenas graças ao d-limoneno (um terpeno aromático, presente em abundância em sua casca), que tem demonstrado capacidade de neutralizar certas substâncias cancerígenas.

Veja, a seguir, as propriedades nutritivas mais relevantes encontradas a cada 100 g de parte comestível dessa fruta crua:

Tabela 6.7 - Propriedades nutritivas do limão

Nutrientes	Quantidade em 100 g
Vitamina A	3,00 ug ER
Vitamina B1	0,040 mg
Vitamina B2	0,020 mg
Vitamina B6	0,080 mg
Vitamina B12	–
Vitamina C	53,0 mg
Vitamina E	0,240 mg EαT
Cálcio	26,0 mg
Carboidratos	6,52 g
Energia	29 kcal
Ferro	0,600 mg
Fibra	2,80 g
Folatos	10,6 ug
Fósforo	16,0 mg
Magnésio	8,0 mg
Niacina	0,100 mg EN
Potássio	138 mg
Proteínas	1,10 g
Zinco	0,060 mg
Gordura total	0,300 g
Gordura saturada	0,039 g
Colesterol	–
Sódio	2,00 mg

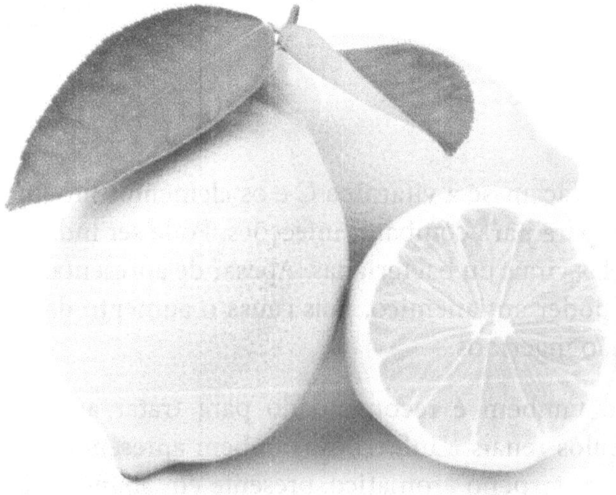

Figura 6.7 - O limão regenera e limpa o sangue.

6.3.2.3 Lentilha

A lentilha é um alimento de respeitável valor nutricional, pois contém quantidades significativas de proteínas, hidratos de carbono e fibra alimentar, além de ser praticamente isenta de gordura. Apresenta, também, uma composição rica em micronutrientes, como vitaminas, especialmente do complexo B (por exemplo, o ácido fólico), em minerais, como o magnésio, o fósforo e o potássio, e em oligoelementos, como o molibdênio, o manganésio, o ferro e o cobre.

Apesar de seu pequeno tamanho, é uma semente que possui elevado valor nutricional, pois fornece quantidades consideráveis de fibras solúvel e insolúvel. A fibra solúvel nela presente exerce um efeito benéfico na redução do colesterol plasmático e na regulação dos níveis de açúcar no sangue, pois forma um gel com a bile rica em colesterol, excretando-o do organismo. A ação dos hidratos de carbono complexos promove uma absorção mais lenta da glicose, evitando a hiperglicemia (açúcar elevado no sangue).

Veja, a seguir, as propriedades nutritivas mais relevantes encontradas a cada 100 g de parte comestível desse alimento cru:

Tabela 6.8 - Propriedades nutritivas da lentilha

Nutriente	Quantidade em 100 g
Vitamina A	4,00 ug ER
Vitamina B1	0,475 mg
Vitamina B2	0,245 mg
Vitamina B6	0,535 mg
Vitamina B12	-
Vitamina C	6,20 mg
Vitamina E	0,330 mg EαT
Cálcio	51,0 mg
Carboidratos	26,6 g
Energia	338 kcal
Ferro	9,02 mg
Fibra	30,5 g
Folatos	433 ug
Fósforo	454 mg
Magnésio	107 mg
Niacina	6,80 mg EN
Potássio	905 mg
Proteínas	28,1 g
Zinco	3,61 mg
Gordura total	0,960 g
Gordura saturada	0,135 g
Colesterol	-
Sódio	10,0 mg

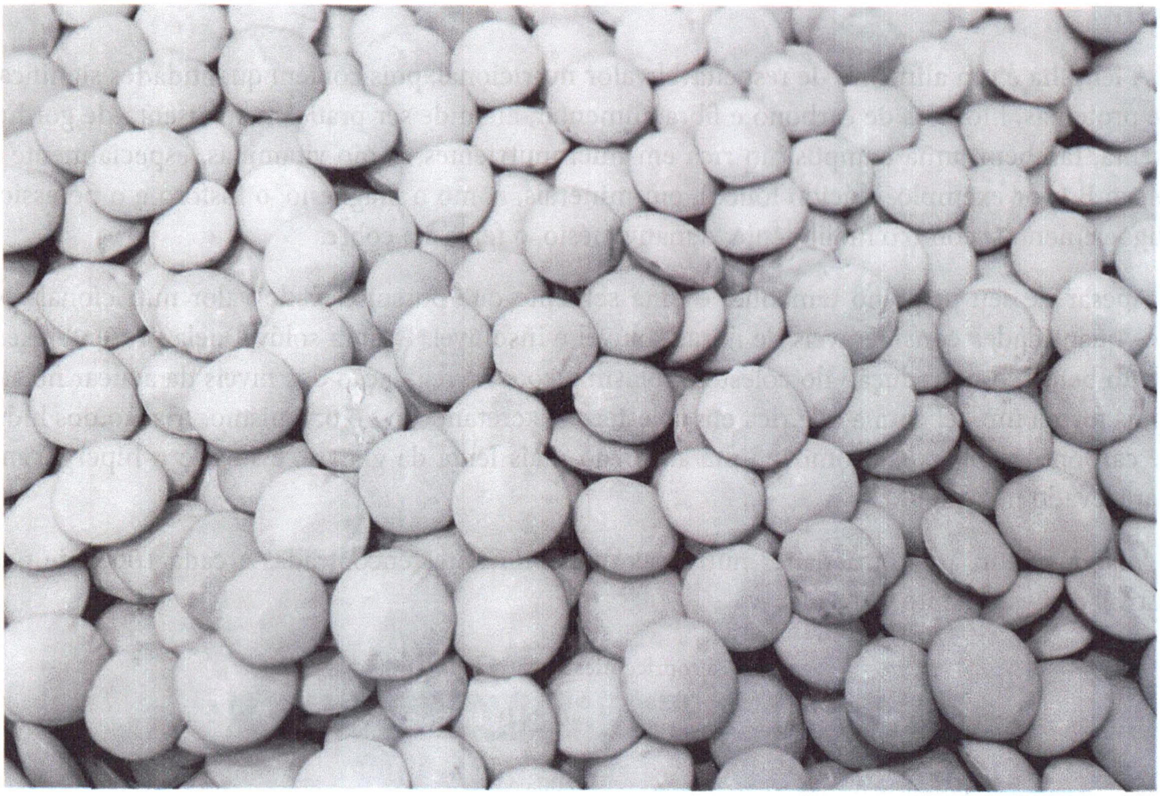

Figura 6.8 - O consumo de lentilha é recomendado durante a gravidez, pois, graças a sua abundância em ferro, evita a anemia gravídica. Seu alto teor de fibras facilita a evacuação e a significativa presença de folatos em sua composição previne as malformações do sistema nervoso do feto.

6.3.3 Alimentos para os olhos

Os olhos, popularmente chamados de "janelas da alma", são os órgãos responsáveis por captar as belezas naturais que a vida nos proporciona. Sem eles, vivemos numa eterna escuridão. Saber valorizar e proteger essas "câmeras naturais" deve ser uma das prioridades de todos que almejam uma boa qualidade de vida. Para isso, veremos a seguir alguns alimentos essenciais que ajudam a preservar a saúde desses órgãos.

6.3.3.1 Damasco

O damasco é muito indicado para os casos de secura, coceira ou irritação crônica da conjuntiva, perda da acuidade visual decorrente de atrofia da retina e cegueira noturna.

Graças ao seu teor de provitamina A, ele aumenta a resistência às infecções, o que o faz ser recomendado para os casos de faringite crônica, sinusite e eczemas. Também é muito indicado para o tratamento das afecções da pele e mucosas, afecções nervosas, anemia ferropênica (por falta de ferro) etc.

Veja, a seguir, as propriedades nutritivas mais relevantes encontradas a cada 100 g de parte comestível dessa fruta crua:

Tabela 6.9 - Propriedades nutritivas do damasco

Nutriente	Quantidade em 100 g
Vitamina A	261,0 ug ER
Vitamina B1	0,030 mg
Vitamina B2	0,040 mg
Vitamina B6	0,054 mg
Vitamina B12	-
Vitamina C	10,0 mg
Vitamina E	0,890 mg EαT
Cálcio	14,0 mg
Carboidratos	8,72 g
Energia	48,0 kcal
Ferro	0,540 mg
Fibra	2,40 g
Folatos	8,60 ug
Fósforo	19,0 mg
Magnésio	8,0 mg
Niacina	0,850 mg EN
Potássio	296 mg
Proteínas	1,40 g
Zinco	0,260 mg
Gordura total	0,390 g
Gordura saturada	0,027 g
Colesterol	-
Sódio	1,00 mg

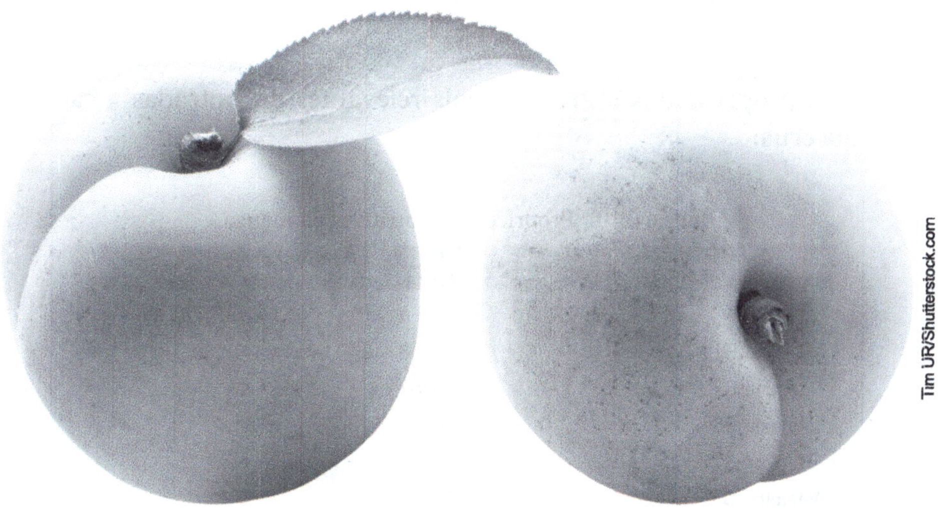

Figura 6.9 - Um dos benefícios do damasco é sua capacidade de conferir aos olhos um brilho natural, indicando boa saúde, vitalidade e bem-estar.

6.3.3.2 Manga

A manga é a fruta fresca mais rica em vitamina A, o que a torna bastante indicada para o combate da cegueira noturna (que é a demora ou a total falta de adaptação para se enxergar no escuro).

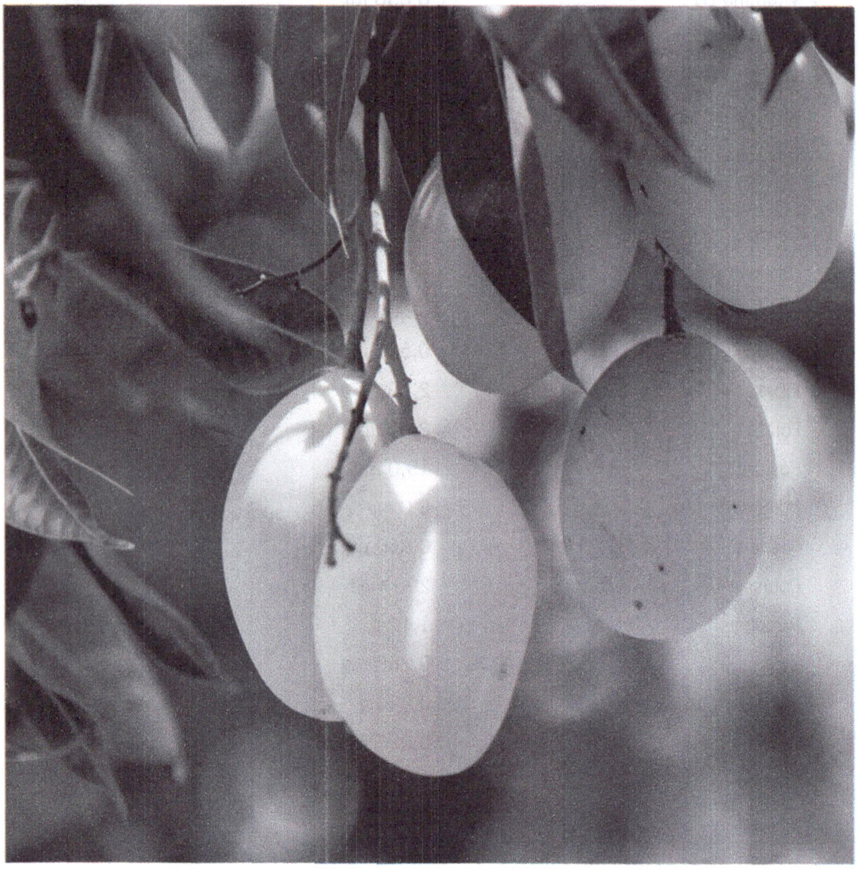

Figura 6.10 - A manga também tem a capacidade de nutrir a pele e de proteger as artérias. É bastante recomendada para tratar afecções da retina, aterosclerose, hipertensão arterial e outros males.

Veja, a seguir, as propriedades nutritivas mais relevantes encontradas a cada 100 g de parte comestível dessa fruta crua:

Tabela 6.10 - Propriedades nutritivas da manga

Nutrientes	Quantidade em 100 g
Vitamina A	389 ug ER
Vitamina B1	0,058 mg
Vitamina B2	0,057 mg
Vitamina B6	0,134 mg
Vitamina B12	-
Vitamina C	27,7 mg
Vitamina E	1,12 mg EαT
Cálcio	10,0 mg

Nutrientes	Quantidade em 100 g
Carboidratos	15,2 g
Energia	65,0 kcal
Ferro	0,130 mg
Fibra	1,80 g
Folatos	14,0 ug
Fósforo	11,0 mg
Magnésio	9,0 mg
Niacina	0,717 mg EN
Potássio	156 mg
Proteínas	0,510 g
Zinco	0,040 mg
Gordura total	0,270 g
Gordura saturada	0,066 g
Colesterol	-
Sódio	2,00 mg

6.3.3.3 Cenoura

A cenoura é um alimento simples, barato e que pode ser encontrado facilmente em vários lugares (feiras, mercados, quitandas etc.). No entanto, há uma riqueza nutricional em sua fórmula que ninguém valoriza: é o alimento mais rico em provitamina A.

Ela possui substâncias essenciais para o bom funcionamento do organismo: betacaroteno, que é transformado em vitamina A, imprescindível para a visão noturna; fibra vegetal, que normaliza o trânsito e suaviza a mucosa intestinal; e óleo essencial, que é o ativo ideal contra os parasitas intestinais.

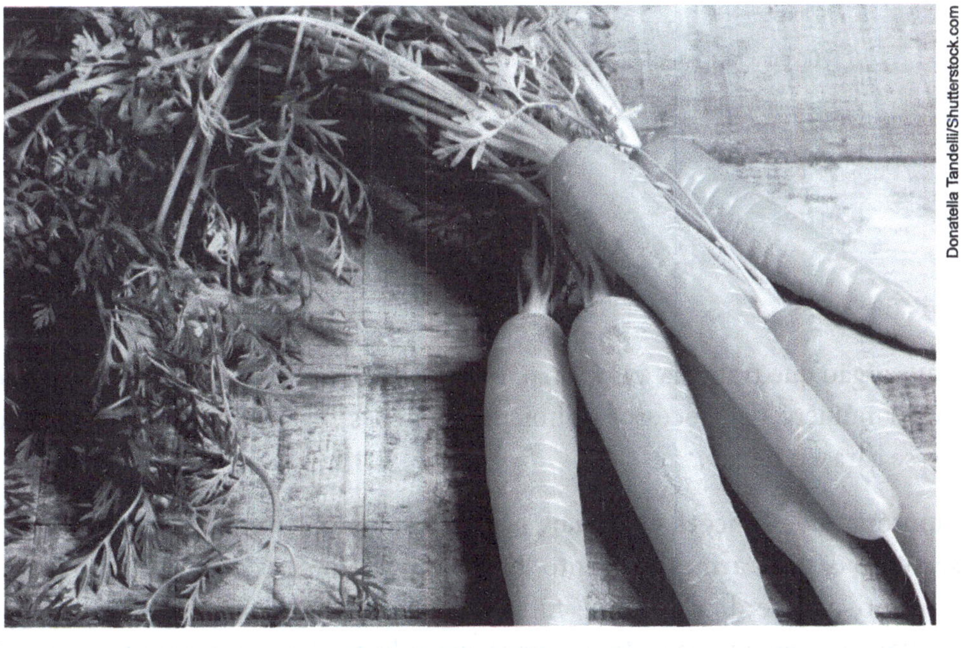

Donatella Tandelli/Shutterstock.com

Figura 6.11 - Por possuir inúmeras propriedades nutritivas, a cenoura é chamada pelos especialistas da nutrição de "autêntico alimento nutricional".

Veja, a seguir, as propriedades nutritivas mais relevantes encontradas a cada 100 g de parte comestível desse alimento cru:

Tabela 6.11 - Propriedades nutritivas a cenoura

Nutriente	Quantidade em 100 g
Vitamina A	2.813 ug ER
Vitamina B1	0,097 mg
Vitamina B2	0,059 mg
Vitamina B6	0,147 mg
Vitamina B12	-
Vitamina C	9,30 mg
Vitamina E	0,460 mg EαT
Cálcio	27,0 mg
Carboidratos	7,14 g
Energia	43,0 kcal
Ferro	0,500 mg
Fibra	3,00 g
Folatos	14,0 ug
Fósforo	44,0 mg
Magnésio	15,0 mg
Niacina	1,11 mg EN
Potássio	323 mg
Proteínas	1,03 g
Zinco	0,200 mg
Gordura total	0,190 g
Gordura saturada	0,030 g
Colesterol	-
Sódio	35,0 mg

6.3.4 Alimentos para o fígado

Se há um órgão que trabalha à exaustão, realiza diversas atividades vitais para a sobrevivência, executa o maior número de processos químicos e funções metabólicas, e ainda assim é esquecido por muitos, esse cara é o fígado.

Ele é um órgão de funções essenciais para o funcionamento do organismo. Entre elas, destacam-se: secreção da bile, armazenamento de glicose, produção de proteínas nobres, desintoxicação do organismo, síntese do colesterol, filtragem de microrganismos, transformação de amônia em ureia etc. Por isso, nada mais justo que você aprenda os alimentos corretos para a boa nutrição desse órgão tão importante.

6.3.4.1 Rabanete

Apesar de o rabanete apresentar baixo teor nutritivo, ele contém uma essência sulfurada de sabor picante, à qual se devem suas propriedades coleréticas (aumentam a secreção de bile no fígado), colagogas (facilitam a excreção da vesícula biliar), digestivas, antibióticas e mucolíticas, ou seja, que abrandam a mucosidade.

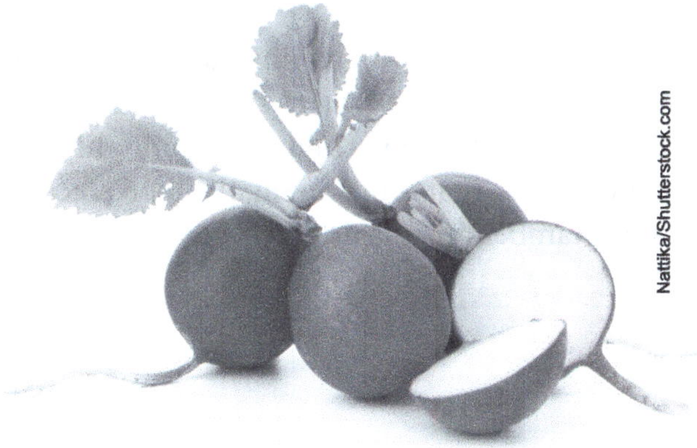

Figura 6.12 - O rabanete é recomendado para tratar afecções hepáticas e biliares, transtornos digestivos, e sinusite e bronquite.

Veja, a seguir, as propriedades nutritivas mais relevantes encontradas a cada 100 g de parte comestível desse legume cru:

Tabela 6.12 - Propriedades nutritivas do rabanete

Nutriente	Quantidade em 100 g
Vitamina A	1,00 ug ER
Vitamina B1	0,005 mg
Vitamina B2	0,045 mg
Vitamina B6	0,071 mg
Vitamina B12	–
Vitamina C	22,8 mg
Vitamina E	0,001 mg EαT
Cálcio	21,0 mg
Carboidratos	1,99 g
Energia	17,0 kcal
Ferro	0,290 mg
Fibra	1,60 g
Folatos	27,0 ug
Fósforo	18,0 mg
Magnésio	9,00 mg
Niacina	0,367 mg EN
Potássio	232 mg
Proteínas	0,600 g
Zinco	0,300 mg
Gordura total	0,540 g
Gordura saturada	0,030 g
Colesterol	–
Sódio	24,0 mg

6.3.4.2 Alcachofra

A alcachofra é outra maravilha da natureza, pois desintoxica o fígado de forma simples e natural. Com o nome científico *Cynara scolymus*, é uma planta medicinal que, além de emagrecer, auxilia no tratamento de várias enfermidades, como: hipercolesterolemia (colesterol elevado), anemia, diabetes, hemorroidas, hemofilia, reumatismo, e afecções hepáticas, renais, biliares, cardíacas e da pele. A alcachofra também regula os níveis de açúcar no sangue.

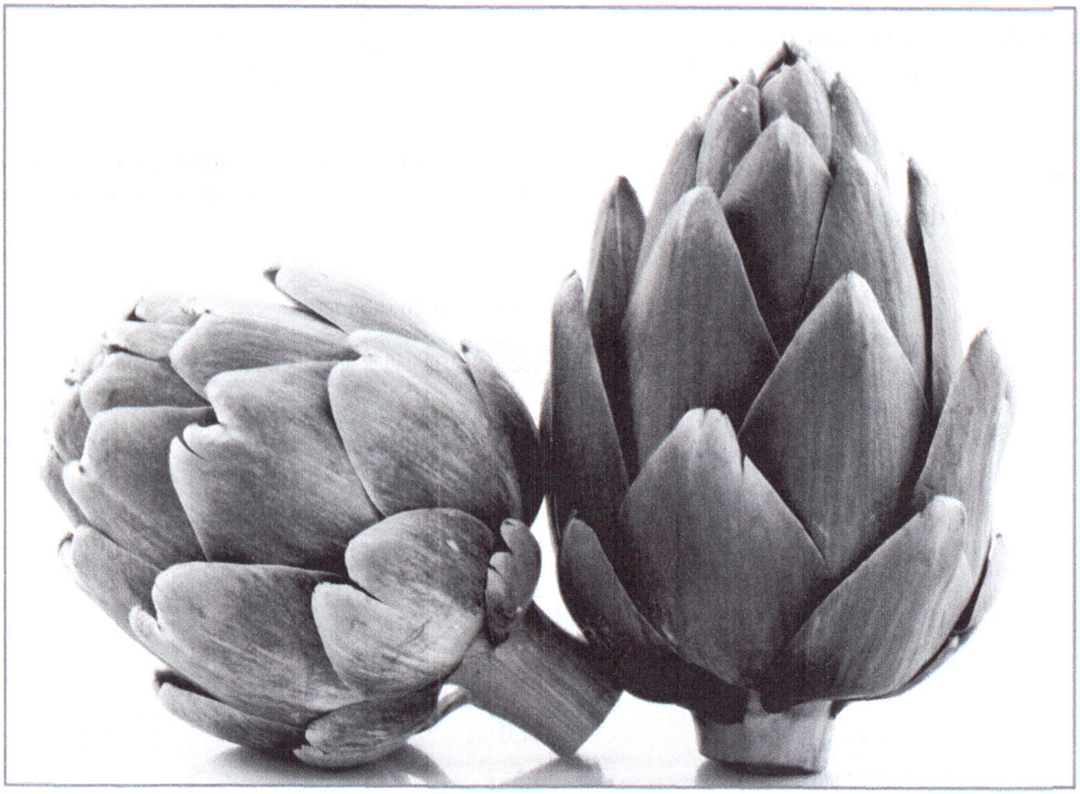

Figura 6.13 - A alcachofra é uma hortaliça que deve fazer parte do seu cardápio semanal.

Veja, a seguir, as propriedades nutritivas mais relevantes encontradas a cada 100 g de parte comestível desse alimento cru:

Tabela 6.13 - Propriedades nutritivas da alcachofra

Nutriente	Quantidade em 100 g
Vitamina A	18,00 ug ER
Vitamina B1	0,072 mg
Vitamina B2	0,066 mg
Vitamina B6	0,116 mg
Vitamina B12	-
Vitamina C	11,7 mg

Nutriente	Quantidade em 100 g
Vitamina E	0,190 mg EαT
Cálcio	44,0 mg
Carboidratos	5,11 g
Energia	47,0 kcal
Ferro	1,28 mg
Fibra	5,40 g
Folatos	68,0 ug
Fósforo	90,0 mg
Magnésio	60,0 mg
Niacina	1,05 mg EN
Potássio	370 mg
Proteínas	3,27 g
Zinco	0,490 mg
Gordura total	0,150 g
Gordura saturada	0,035 g
Colesterol	–
Sódio	94,0 mg

6.3.5 Alimentos para o estômago

O estômago é outro órgão essencial para a manutenção de uma vida saudável. Ele está presente no tubo digestivo, situado logo abaixo do diafragma, mais precisamente entre o esôfago e o duodeno. É nesse órgão que os alimentos são pré-digeridos e esterilizados, a fim de seguirem para o intestino, onde serão absorvidos.

A alimentação que ingerimos está diretamente relacionada ao bem-estar do estômago, por isso, vale a pena conhecer os alimentos benéficos a ele. Vamos lá!

6.3.5.1 Abacaxi

Se há uma fruta saborosa, amiga do estômago e que, além de tudo, é rica em vitaminas B1, B6, C e em sais minerais, essa fruta é o abacaxi. A bromelina presente no suco do abacaxi atua no trato digestório desfazendo as proteínas e facilitando sua digestão, semelhante à ação da pepsina (enzima produzida no estômago, que faz parte do suco gástrico). Com isso, os alimentos são digeridos mais facilmente.

O consumo de abacaxi é recomendado para o tratamento da obesidade, pois reduz o apetite se consumido antes das refeições, ou seja, traz uma sensação de saciedade ao organismo, o que faz dele um bom complemento para as dietas de emagrecimento.

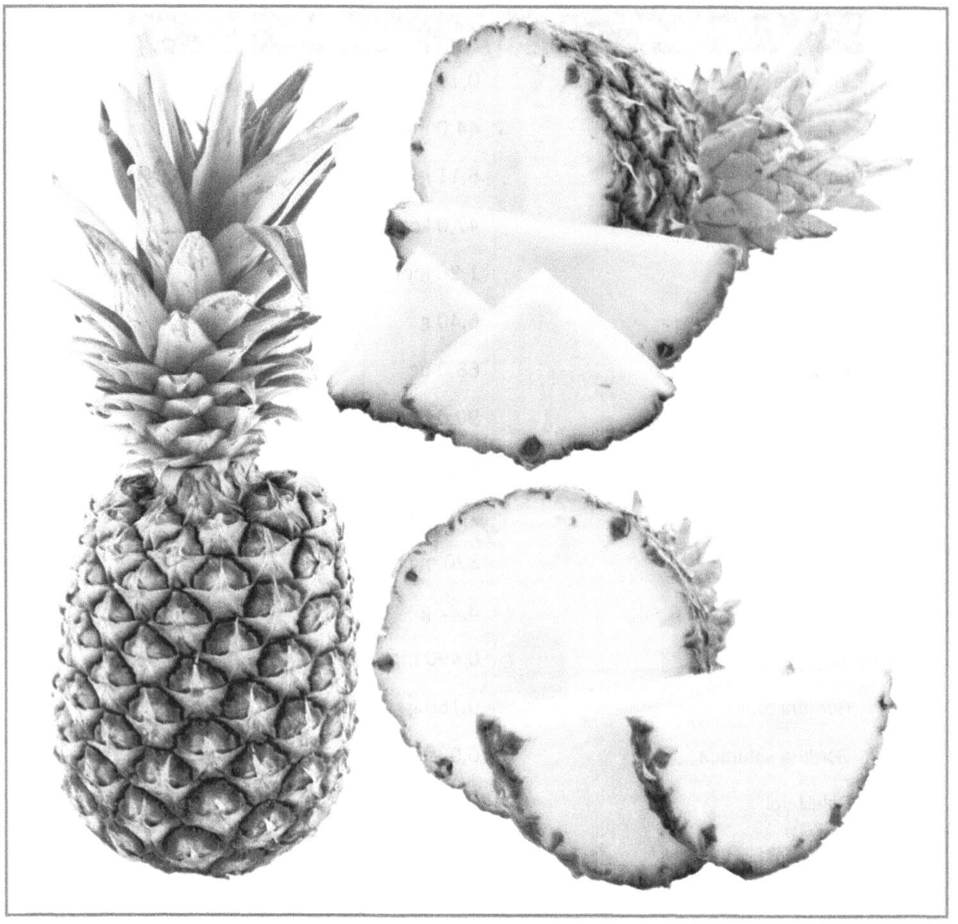

Figura 6.14 - O abacaxi é indicado para tratar hipocloridria (diminuição de sucos gástricos), câncer de estômago, ptose gástrica (estômago caído) e esterilidade (pois é rico em manganês, o que auxilia ativamente na formação das células reprodutoras tanto masculinas como femininas), em outras palavras: quer ter filho? Coma abacaxi!

Veja, a seguir, as propriedades nutritivas mais relevantes encontradas a cada 100 g de parte comestível dessa fruta crua:

Tabela 6.14 - Propriedades nutritivas do abacaxi

Nutriente	Quantidade em 100 g
Vitamina A	2,00 ug ER
Vitamina B1	0,092 mg
Vitamina B2	0,036 mg
Vitamina B6	0,087 mg
Vitamina B12	–
Vitamina C	15,4 mg
Vitamina E	0,100 mg EαT
Cálcio	7,00 mg

Nutriente	Quantidade em 100 g
Carboidratos	11,2 g
Energia	49,0 kcal
Ferro	0,370 mg
Fibra	1,20 g
Folatos	10,6 ug
Fósforo	7,00 mg
Magnésio	14,0 mg
Niacina	0,503 mg EN
Potássio	113 mg
Proteínas	0,390 g
Zinco	0,080 mg
Gordura total	0,430 g
Gordura saturada	0,032 g
Colesterol	-
Sódio	1,00 mg

6.3.5.2 Batata

A batata (*Solanum tuberosum*) pertence à família *Solanaceae*. É uma planta herbácea, que pode atingir mais de um metro de altura, e produz um tubérculo (batata) muito rico em amido.

Apesar de ter sofrido muitas discriminações no passado, atualmente, essa hortaliça tem mais de 1.300 variedades e é cultivada praticamente em todo o mundo. É um alimento presente em quase todos os pratos, do mais simples ao mais requintado.

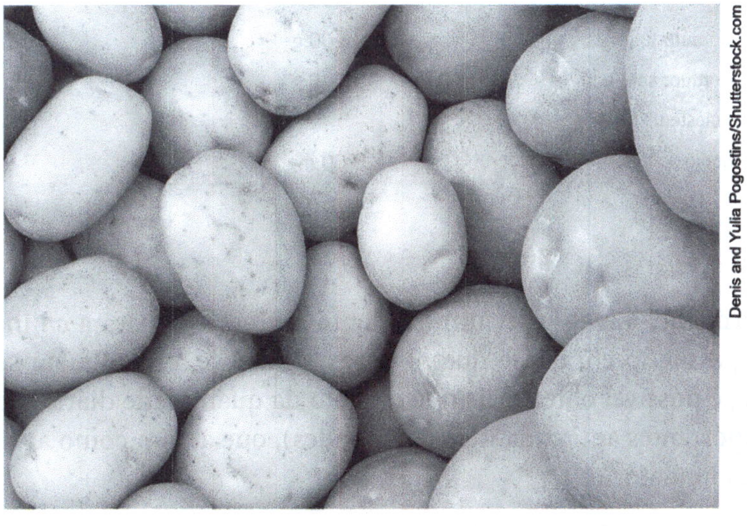

Denis and Yulia Pogostins/Shutterstock.com

Figura 6.15 - A batata é um alimento rico em carboidratos e proteínas de alta qualidade.

Também apresenta em sua composição uma quantidade significativa de ferro, fósforo, magnésio, zinco, cobre e manganês. Por isso, é altamente indicada para tratar afecções estomacais, cardiovasculares e renais. Além disso, produz um efeito antiácido capaz de neutralizar o excesso de ácido tanto no estômago como no sangue e na urina.

Veja, a seguir, as propriedades nutritivas mais relevantes encontradas a cada 100 g de parte comestível desse alimento cru:

Tabela 6.15 - Propriedades nutritivas da batata

Nutriente	Quantidade em 100 g
Vitamina A	–
Vitamina B1	0,088 mg
Vitamina B2	0,035 mg
Vitamina B6	0,260 mg
Vitamina B12	–
Vitamina C	19,7 mg
Vitamina E	0,060 mg EαT
Cálcio	7,00 mg
Carboidratos	16,4 g
Energia	79,0 kcal
Ferro	0,760 mg
Fibra	1,60 g
Folatos	12,8 ug
Fósforo	46,0 mg
Magnésio	21,0 mg
Niacina	2,02 mg EN
Potássio	543 mg
Proteínas	2,07 g
Zinco	0,390 mg
Gordura total	0,100 g
Gordura saturada	0,026 g
Colesterol	–
Sódio	6,00 mg

6.3.5.3 Pimentão vermelho

O pimentão vermelho, além de ser um excelente ingrediente para a culinária em geral, é rico em vitamina C, ultrapassando em quase quatro vezes o limão e a laranja, ou seja, com o consumo de 100 g de pimentão, é possível obter mais que o triplo da quantidade diária recomendada para um adulto. Ele possui importantes antioxidantes (flavonoides), que atuam como antiinflamatórios protegendo todo o sistema circulatório.

Veja, a seguir, as propriedades nutritivas mais relevantes encontradas a cada 100 g da parte comestível desse alimento cru:

Tabela 6.16 - Propriedades nutritivas do pimentão

Nutriente	Quantidade em 100 g
Vitamina A	570 ug ER
Vitamina B1	0,066 mg
Vitamina B2	0,030 mg
Vitamina B6	0,248 mg
Vitamina B12	–
Vitamina C	190 mg
Vitamina E	0,690 mg EαT
Cálcio	9,00 mg
Carboidratos	4,43 g
Energia	27,0 kcal
Ferro	0,460 mg
Fibra	2,00 g
Folatos	22,0 ug
Fósforo	19,0 mg
Magnésio	10,0 mg
Niacina	0,692 mg EN
Potássio	177 mg
Proteínas	0,890 g
Zinco	0,120 mg
Gordura total	0,190 g
Gordura saturada	0,028 g
Colesterol	–
Sódio	2,00 mg

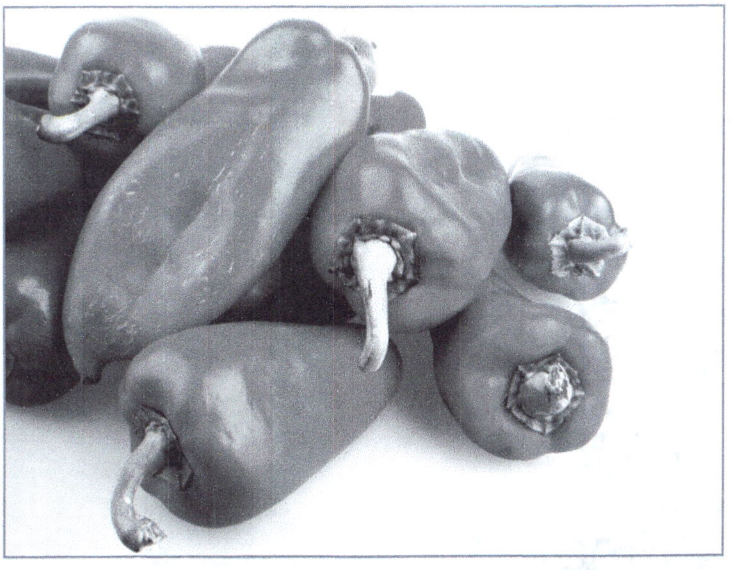

Nenov Brothers Images/Shutterstock.com

Figura 6.16 - Os pimentões vermelhos são recomendados para o tratamento de prisões de ventre (pois exercem importante ação contra as flatulências), afecções do estômago, diabetes, obesidades, além de prevenir o câncer digestivo, graças a sua abundância em vitaminas antioxidantes, como as vitaminas A e C presentes em sua composição.

6.3.6 Alimentos para o intestino

Depois de uma boa refeição, tudo vai para o ventre. E, por lá, encontramos um órgão brilhante, capaz de absorver os nutrientes essenciais para a sobrevivência, separar o que é bom ou ruim e dar fim aos resíduos desnecessários para o organismo, que é o intestino. Ele está dividido em duas partes: intestino delgado e intestino grosso. Neste último, ocorre a absorção da maior parte da água utilizada durante o processo de digestão e, no delgado, é feita a absorção da maioria dos nutrientes (vitaminas e sais minerais).

Infelizmente, o câncer de intestino é uma realidade que vem afetando a vida de muitas pessoas. A morte por causa desse câncer é muito mais frequente do que se pode imaginar. No Brasil, por exemplo, a incidência está aumentando cada vez mais, apesar de ser um câncer passível de prevenção e com bom prognóstico. Sua prevenção é o melhor remédio para ter uma vida mais saudável. Por isso, você aprenderá a evitá-lo por onde tudo começa: com uma boa alimentação rica em frutas e legumes naturais.

6.3.6.1 Arroz

Iniciaremos este tópico comentando um dos cereais mais conhecidos e presentes na alimentação de quase todos os mortais: o arroz.

Com baixo poder nutritivo, é um dos alimentos mais pobres em sódio (1 mg/100 g de arroz), e isso o faz ser recomendado para os casos de hipertensão arterial, afecções cardíacas, diarreias em geral, aumento de colesterol e excesso de ácido úrico.

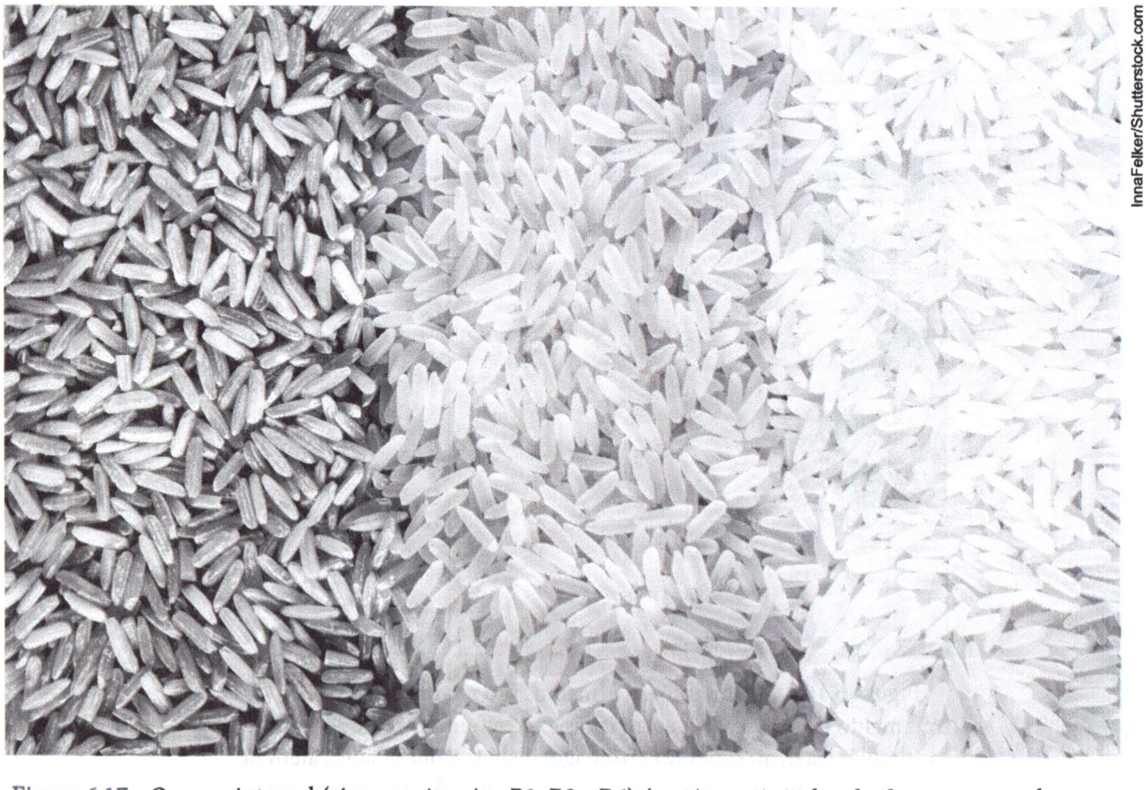
InnaFelker/Shutterstock.com

Figura 6.17 - O arroz integral (rico em vitamina B1, B2 e B6) é muito mais indicado do que o arroz branco.

Veja, a seguir, as propriedades nutritivas mais relevantes encontradas a cada 100 g da parte comestível desse cereal cru:

Tabela 6.17 - Propriedades nutritivas do arroz

Nutriente	Quantidade em 100 g
Vitamina A	–
Vitamina B1	0,070 mg
Vitamina B2	0,048 mg
Vitamina B6	0,145 mg
Vitamina B12	–
Vitamina C	–
Vitamina E	–
Cálcio	9,00 mg
Carboidratos	79,3 g
Energia	360 kcal
Ferro	0,800 mg
Fibra	–
Folatos	9,00 ug
Fósforo	108 mg
Magnésio	35,0 mg
Niacina	2,88 mg EN
Potássio	86,0 mg
Proteínas	6,61 g
Zinco	1,16 mg
Gordura total	0,580 g
Gordura saturada	0,158 g
Colesterol	–
Sódio	1,00 mg

Vamos recapitular?

Você obteve, neste último capítulo, informações sobre a alimentação saudável voltada principalmente a crianças e adolescentes.

Você aprendeu sobre a riqueza dos produtos naturais, as principais dicas para uma alimentação saudável, bem como as propriedades nutritivas dos alimentos mais consumidos hoje em dia.

Conheceu, também, os alimentos mais recomendados para o coração, sangue, olhos, fígado, estômago e intestino, além de suas propriedades nutritivas.

Agora é com você!

1) Explique o que você entendeu por alimentação saudável.

2) Você aprendeu neste capítulo apenas as propriedades de algumas frutas. Para que o conhecimento ganhe forma na vida do amigo leitor, recomendamos que:

   a) Pesquise cinco frutas que você menos gosta. Em seguida, descreva as propriedades nutritivas dessas frutas.

   b) Cite as vitaminas predominantes em cada uma delas, descrevendo as respectivas indicações benéficas para o corpo humano.

3) Elabore uma redação argumentativa de no mínimo 20 linhas sobre o seguinte tema: fome de uns, ganância de muitos.

Bibliografia

ALINE, Simone. **Apostila de neuroanatomia.** EBAH. Disponível em: <http://www.ebah.com.br/content/ABAAAgOvUAJ/apostila-neuroanatomia>. Acesso em: 10 dez. 2013.

ALVES, A. J.; ALVES, L. K.; PARTATA, A. K. Atuação do farmacêutico na promoção e restauração da saúde de pacientes idosos que fazem uso de polimedicação. **Revista Científica do ITPAC**, v. 3, n. 2, abr. 2010.

BEZERRA, L. F. R.; FRAGA, M. N. O. Acompanhar um filho hospitalizado: compreendendo a vivência da mãe. **Revista Brasileira de Enfermagem**, v. 49, n. 4, p. 611-624, out./dez. 1996.

BOWLBY, J. **Apego**. São Paulo: Martins Fontes, 1984.

COITINHO, D. C. et. al. Saúde da criança: acompanhamento do crescimento e desenvolvimento infantil. **Série Caderno de Atenção Básica**, n. 11. Série A. Normas e Manuais Técnicos, n. 173. Ministério da Saúde. 2002. Disponível em: <http://bvsms.saude.gov.br/bvs/publicacoes/crescimento_desenvolvimento.pdf>. Acesso em: 15 dez. 2013.

COLLET, N.; OLIVEIRA, B.R.G. Caminhos para a humanização da assistência à criança hospitalizada. **Cogitare Enfermagem**, v. 4, n. 1, p. 47-52, jan./jun, 1999.

DIONÍSIO, R. P. P.; ESCOBAR, E. M. A. Importância da presença e participação dos pais durante a hospitalização da criança. **Rev. Enferm.** UNISA, 3: 23-6, 2002. Disponível em: <http://www.unisa.br/graduacao/biologicas/enfer/revista/arquivos/2002-05.pdf>. Acesso em: 14 jan. 2014.

FAQUINELLO, P.; COLLET, N. Vínculo afetivo mãe/criança na unidade de alojamento conjunto pediátrico. **Revista Gaúcha de Enfermagem**, v. 24, n. 3, p. 294-304, dez. 2003. Disponível em: <http://seer.ufrgs.br/RcvistaGauchadeEnfermagem/article/viewFile/4462/2400>. Acesso em: 10 jan. 2014.

FERREIRA, E. A.; VARGAS, I. M. A.; ROCHA, S. M. M. Estudo bibliográfico sobre o apego mãe e filho: bases para a assistência de enfermagem pediátrica e neonatal. **Revista Latino-Americana de Enfermagem**, v. 6, n. 4, p. 111-116, out. 1998.

FLOR, D. **Neurociência para educador**: coletânea de subsídios para "alfabetização neurocientífica". São Paulo: Baraúna, 2011.

FRANCO, S. M. C.; AGUILLAR, O. M. Compreendendo as necessidades de mães durante a hospitalização da criança. **Pediatria Moderna**, v. 43, n. 2, mar./abr. 2007. Disponível em: <http://www.moreirajr.com.br/revistas.asp?fase=r003&id_materia=3541>. Acesso em: 10 jan. 2014.

GIBALDI, M.; LEVY, G. Pharmacokinetics in clinical practice. I. Concepts. **The Journal of The American Medical Association**, v. 235, n. 17, p. 1864-1867, Apr. 1976.

IMORI, M. C. et al. Participação dos pais na assistência à criança hospitalizada: revisão crítica da literatura. **Acta Paulista de Enfermagem**, v. 10, n. 3, p. 37-43, set./dez. 1997.

LEAL, M. L. P. As ONGs no enfrentamento da exploração, abuso sexual e maus-tratos de crianças e adolescentes - Pós 1993. **Revista Ser Social**, n. 2, 1998. Disponível em: <http://periodicos.bce.unb.br/index.php/SER_Social/article/view/192/2227>. Acesso em: 20 dez. 2013.

LUNA, C. et. al. O papel da plasticidade cerebral na fisioterapia. **Cérebro & Mente**. UNICAMP, n. 15, 2012. Disponível em: <http://www.cerebromente.org.br/n15/mente/plasticidade1.html>. Acesso em: 5 jan. 2014.

MINISTÉRIO DA SAÚDE. AIDPI - Atenção integrada às doenças prevalentes na infância: curso de capacitação: introdução: módulo 1. 2. ed. rev. **Série F. Comunicação e Educação em Saúde**. Ministério da Saúde. Organização Mundial da Saúde. Organização Pan-Americana da Saúde. 2002. Disponível em: <http://bvsms.saude.gov.br/bvs/publicacoes/aidpi_modulo_1.pdf>. Acesso em: 20 dez. 2013.

MYERS, D. G. Close relation ships and quality of life. *In:* KAHNEMAN, D.; DIENER, E.; SCHWARZ, N. (eds.). **Well-Being:** the foundations of hedonic psychology. New York: Russell Sage Foundation, 1999.

NERI, M. **Educação de primeira infância:** evidências brasileiras. São Paulo: CPS/FGV, dez. 2005. Disponível em: <http://www.cps.fgv.br/simulador/infantil/apresentação/Quali2_Neri_EducacaoInfantil_textoFim.pdf>. Acesso em: 10 jan. 2014.

PESSOA, J.H.L. **Pueri cultura:** conquista da saúde da criança e do adolescente. Rio de Janeiro: Atheneu, 2013.

POSSAMAI, F. P.; DACOREGGIO, M. S. A habilidade de comunicação com o paciente no processo de atenção farmacêutica. **Trab. Educ. Saúde**, v. 5, n. 3, p. 473-490, nov. 2007/fev. 2008. Disponível em: <http://www.scielo.br/scielo.php?pid=S1981-77462007000300008&script=sci_abstract&tlng=pt>.Acesso em: 15 dez. 2013.

QUINTINO, M. 22 anos de ECA: avanços e desafios. **Coluna Livre**, 13 jul. 2012. Disponível em: <http://portal.aprendiz.uol.com.br/2012/07/13/22-anos-de-eca-avancos-e-desafios/>. Acesso em: 15 jan. 2014.

RELVAS, M. Fundamentos neurobiológicos. **IPAE**, n. 134, maio 2004. Disponível em: <http://www.ipae.com.br/pub/pt/re/ae/100/materia5.htm>. Acesso em: 10 dez. 2013.

ROGER, J. P.. **O poder medicinal dos alimentos**. Tatuí: Casa Publicadora Brasileira, 2006.

SILVA,T.; DAL-PIZZOL, F.; BELLO, C. M.; MENGUE, S. S.; SCHENKEL, E. P. Bulas de medicamentos e a informação adequada ao paciente. **Revista Saúde Pública**, v.34, n.2, abr. 2000. Disponível em: <http://www.scielo.br/scielo.php?script=sci_arttext&pid=S0034-89102000000200013>. Acesso em: 14 jan. 2014.

SCHIMITZ, E. M. R. et al. A problemática da hospitalização infantil: aspectos psicológicos. In: **Enfermagem em Pediatria e Puericultura**. Rio de Janeiro: Atheneu, 1989, p. 181-195.

SILVA, B. K.; SILVA, J. S.; GOBBO, A. F. F.; MIASSO, A. I. Erros de medicação: condutas e propostas de prevenção na perspectiva da equipe de enfermagem. Acesso e utilização de fórmula infantil e alimentos entre crianças nascidas de mulheres com HIV/AIDS. **Revista Eletrônica de Enfermagem**, v. 9, n. 3, p. 712-723, 2007. Disponível em: <http://www.fen.ufg.br/revista/v9/n3/v9n3a11.htm>. Acesso em: 15 dez. 2013.

SOCIEDADE BRASILEIRA DE PEDIATRIA. Cadeira 14 - Dr. Álvaro Pontes Bahia (1891-1964). **Academia Brasileira de Pediatria**, 2010. Disponível em: <http://www.sbp.com.br/show_item.cfm?id_categoria=74&id_detalhe=1286&tipo=D>. Acesso em: 23 dez. 2013.

SPITZ, R. **O primeiro ano de vida**. 5. ed. São Paulo: Martins Fontes, 1998.

UMA-SUS. **Fundamentação teórica:** puericultura. Universidade Aberta do SUS. Disponível em: <http://www.unasus.unifesp.br/biblioteca_virtual/esf/1/casos_complexos/Danrley/Complexo_01_Danrley_Puericultura.pdf>. Acesso em: 20 dez. 2013.

WAISELFISZ, J. J. **Mapa da violência 2012:** crianças e adolescentes do Brasil. Rio de Janeiro: CEBELA, 2012. Disponível em: <http://www.mapadaviolencia.org.br/pdf2012/MapaViolencia2012_Criancas_e_Adolescentes.pdf>. Acesso em: 15 jan. 2014.

WONG, D. L. **Enfermagem pediátrica:** elementos essenciais à intervenção efetiva. 5. ed. Rio de Janeiro: Guanabara-Koogan, 1999, p. 543-593.

Sugestões de pesquisa e leitura

ABRALE. **Entendendo a terapia medicamentosa e lidando com os efeitos colaterais.** Disponível em: <http://www.abrale.org.br/uploads/files/Terapia%20Medicamentosa%20Fase6(2012)-Pd.pdf>. Acesso em: 20 dez. 2013.

ANVISA. **O que devemos saber sobre medicamentos.** Disponível em: <http://portal.anvisa.gov.br/wps/wcm/connect/92aa8c00474586ea9089d43fbc4c6735/Cartilha%2BBAIXA%2Brevis%C3%A3o%2B24_08.pdf?MOD=AJPERES>. Acesso em: 20 dez. 2013.

BABY CENTER BRASIL. **Doenças infantis e imunizações.** Disponível em: <http://brasil.babycenter.com/a1500139/doen%C3%A7as-infantis-e-imuniza%C3%A7%C3%B5es#ixzz2o41SFSSx>. Acesso em: 15 dez. 2013.

BULLYING.ORG. Disponível em: <http://www.bullying.org/>. Acesso em: 13 jan. 2013.

CONANDA - Conselho Nacional dos Direitos da Criança e do Adolescente. **Resolução nº 41**, de 13 out. 1995. Disponível em: <http://www.mprs.mp.br/infancia/legislacao/id2178.htm>. Acesso em: 31 dez. 2013.

ESTATUTO DA CRIANÇA E DO ADOLESCENTE (ECA). **Lei nº 8.069**, de 13 de julho de 1990. Disponível em: <http://www.planalto.gov.br/ccivil_03/leis/L8069Compilado.htm>. Acesso em: 15 dez. 2013.

INTERAÇÕES MEDICAMENTOSAS. Disponível em: <http://interacoesmedicamentosas.com.br/imcinet.php>. Acesso em: 14. jan. 2014.

MINISTÉRIO DA SAÚDE. **Notificação de maus-tratos contra crianças e adolescentes pelos profissionais de saúde:** um passo a mais na cidadania em saúde. Secretaria de Assistência à Saúde, 2002. Disponível em:<http://bvsms.saude.gov.br/bvs/publicacoes/notificacao_maustratos_criancas_adolescentes.pdf>. Acesso em: 22 dez. 2013.

ROGER, J. P. **O poder medicinal dos alimentos.** Tatuí: Casa Publicadora Brasileira, 2006.

Glossário[1]

A

Abuso financeiro dos idosos: exploração imprópria ou ilegal e/ou uso não consentido de recursos financeiros dos idosos.

Abuso incestuoso: consiste no abuso sexual envolvendo pais ou outro parente próximo, os quais se encontram em uma posição de maior poder em relação à vítima.

Abuso sexual na infância: é todo ato ou jogo sexual, relação heterossexual ou homossexual, cujo agressor está em estágio de desenvolvimento psicossexual mais adiantado que a criança ou adolescente. Tem por intenção estimulá-la sexualmente ou utilizá-la para obter satisfação sexual. Essas práticas eróticas e sexuais são impostas à criança ou adolescente pela violência física, por ameaças ou pela indução de sua vontade.

Ação racional: modelo de intervenção centrado no indivíduo o qual permite a relação entre a epidemiologia e a dimensão sociocultural do trabalho de prevenção.

Acidentes ampliados: acidentes relacionados a indústrias de processos contínuos; não se restringem ao ambiente de trabalho, afetando comunidades do entorno e produzindo efeitos adversos ao longo do tempo.

Acompanhamento do crescimento e desenvolvimento infantil: visa garantir a melhoria da qualidade de vida das crianças, permitindo pôr em evidência, precocemente, qualquer transtorno que afete sua saúde e, fundamentalmente, sua nutrição e capacidade mental.

Aconselhamento: processo de escuta ativa, individualizado e centrado no cliente. Pressupõe a capacidade de estabelecer uma relação de confiança entre os interlocutores, visando ao resgate dos recursos internos do cliente para que ele mesmo tenha possibilidade de reconhecer-se como sujeito de sua própria saúde e transformação.

Aconselhamento coletivo: objetiva oferecer aos usuários a oportunidade de redimensionar as dificuldades ao compartilhar dúvidas, sentimentos e conhecimentos. A dinâmica grupal também favorece o indivíduo a perceber sua própria demanda, a reconhecer o que sabe e sente, estimulando sua participação nos atendimentos individuais subsequentes.

Adolescente: considera-se adolescente a pessoa entre 12 e 18 anos de idade.

Aids: a aids é uma doença clínica decorrente de um quadro de imunodeficiência causado pelo HIV (HIV-1 e HIV-2, esse último sem relevância epidemiológica no Brasil). Caracteriza-se por supressão profunda da imunidade mediada, principalmente, por células T, resultando em infecções oportunistas, neoplasias secundárias e doenças neurológicas. A transmissão do HIV (vírus da aids) ocorre por: contato sexual, pela transmissão do vírus de mães infectadas para fetos ou recém-nascidos e pelo sangue (como em transfusões, de sangue e hemoderivados ou uso compartilhado de drogas injetáveis).

---

1 Definições e conceitos técnicos conforme prescreve o Glossário do Ministério da Saúde, 2004. Também disponível na íntegra em: <http://dtr2001.saude.gov.br/editora/produtos/livros/pdf/04_0644_M.pdf>.

Alimentação saudável: é o mesmo que dieta equilibrada ou balanceada, e pode ser resumida por três princípios: variedade, moderação e equilíbrio. Variedade significa comer diferentes tipos de alimentos pertencentes aos diversos grupos. Moderação é não exagerar nas quantidades de alimentos ingeridas. Equilíbrio engloba as suas características citadas anteriormente, ou seja, consumir alimentos variados, respeitando a quantidade de porções recomendadas para cada grupo de alimentos.

Alimento artificial: todo alimento preparado com o objetivo de imitar o alimento natural e em cuja composição entre, preponderantemente, substância não encontrada no alimento a ser imitado.

Alimento dietético: são alimentos isentos de algum tipo de nutriente, preparados para atender a restrições dietéticas específicas de várias doenças. Ex.: produtos sem açúcar, para diabéticos; sem sal, para hipertensos; sem colesterol, para portadores de colesterol sanguíneo alto; e assim por diante.

Alimento *in natura*: todo alimento de origem vegetal ou animal, para cujo consumo imediato se exija, apenas, a remoção da parte não comestível e os tratamentos indicados para a sua perfeita higienização e conservação.

Alimento integral: alimentos que possuem um processamento diferenciado com o objetivo de manter o conteúdo de fibras e nutrientes presentes nas camadas mais superficiais do grão.

Alta complexidade: a atenção de alta complexidade é composta por procedimentos que exigem incorporação de altas tecnologias e alto custo e que não são ofertadas por todas as unidades da Federação.

Amamentação exclusiva: uso de leite materno habitualmente até os 6 meses de vida como único alimento da criança, não sendo admitidos chás ou água como exceção.

Amebíase: termo genérico para qualquer infecção causada por *Entamoeba histolytica*. Doença cosmopolita, transmitida pelos indivíduos parasitados que eliminam cistos dessa espécie em suas fezes, quer estejam doentes, quer sejam portadores sãos. A transmissão pode ter lugar por via direta, por intermédio das mãos sujas dos pacientes, ou por via indireta, quando há poluição ambiental (adubação com fezes humanas, contaminação fecal das águas por efluentes de esgotos não tratados etc.).

Analgésico adjuvante: qualquer medicação que tem outras indicações primárias além da dor, porém é analgésica em algumas condições dolorosas.

Análise de controle: análise efetuada em produtos sob o regime de vigilância sanitária, após sua entrega ao consumo, e destinada a comprovar a conformidade do produto com a fórmula que deu origem.

Análise fiscal: análise efetuada, em caráter de rotina, para apuração de infração ou verificação de ocorrência de desvio quanto a qualidade, segurança e eficácia de produtos ou matérias-primas.

Anemia: define-se genericamente anemia como a situação clínica em que ocorre a diminuição do número de eritrócitos circulantes e/ou da quantidade de hemoglobina neles contidas.

Anemia falciforme: faz parte do grupo das hemoglobinopatias, cujos portadores, em certas condições, possuem glóbulos vermelhos (hemácias) que são alterados em sua formação, ficando parecidos com uma foice, daí o nome falciforme. Os glóbulos vermelhos em forma de foice se agregam e dificultam a circulação do sangue nos pequenos vasos do corpo. Com a diminuição da circulação ocorrem lesões nos órgãos atingidos, causando dor, destruição dos glóbulos, icterícia (olhos amarelos) e anemia.

Anorexia nervosa: transtorno alimentar caracterizado por recusa à alimentação, perda excessiva de peso, medo de engordar, distorção da imagem corpórea, além de transtornos sociais e emocionais.

Antibiótico: antimicrobianos produzidos por micro-organismos.

Anticoncepção de emergência: uso de alguns tipos de pílula anticoncepcional, em situações de emergência, para impedir que ocorra gravidez após uma relação sexual desprotegida, em que a mulher tem chance de engravidar.

Antimicrobianos: são produtos capazes de destruir micro-organismos ou de suprimir sua multiplicação ou crescimento.

Antirretrovirais: denominação genérica dos medicamentos atualmente utilizados no tratamento da infecção pelo HIV, que é um retrovírus.

Antraz: toxi-infecção causada pelo *Bacillus anthracis*, bactéria do solo e da vegetação (família *Bacillaceae*), formadora de esporos que podem contaminar herbívoros e, a partir destes, infectar acidentalmente os homens que manipulam carneiros, cabras, suas peles, lã ou produtos derivados, seja por inoculação ou ingestão, o que condiciona diferentes formas clínicas.

Aprendizagem social: esta teoria fundamenta as ações de prevenção no conhecimento e no processo de aprendizagem sobre a situação de risco e na possibilidade de adoção de práticas sexuais seguras. Constitui um modelo de intervenção centrado no indivíduo.

Asma: doença crônica idiopática em que há hipersensibilidade da traqueia e dos brônquios a estímulos que induzem constrição da musculatura lisa das vias respiratórias, espessamento do epitélio e presença de líquido na luz dos brônquios.

Assistência à saúde: o campo da assistência à saúde encerra um conjunto de ações levadas a efeito pelo SUS, em todos os níveis de governo, para o atendimento das demandas pessoais, individuais e coletivas, e que é prestada nos âmbitos ambulatorial e hospitalar, bem como em outros espaços, especialmente no domiciliar.

Assistência ambulatorial: conjunto de procedimentos médicos e terapêuticos de baixa complexidade, passíveis de realização em ambulatórios e postos de saúde.

Assistência farmacêutica: grupo de atividades relacionadas aos medicamentos, destinada a apoiar ações de saúde demandadas por uma comunidade. Envolve o abastecimento de medicamentos em todas e em cada uma de suas etapas constitutivas, a conservação e o controle de qualidade, sua segurança e a eficácia terapêutica, o acompanhamento e a avaliação de sua utilização, a obtenção e a difusão de informação sobre os medicamentos e a educação permanente dos profissionais de saúde, do paciente e da comunidade para assegurar o seu uso racional.

Atenção à saúde: conjunto de ações levadas a efeito pelo SUS, em todos os níveis de governo, para o atendimento às demandas pessoais e das exigências ambientais; compreende três grandes campos, a saber: o da assistência, o das intervenções ambientais e o das políticas externas no setor de saúde.

Atenção básica: é um conjunto de ações, de caráter individual e coletivo, situadas no primeiro nível de atenção dos sistemas de saúde, voltadas para a promoção da saúde, a prevenção de agravos, o tratamento e a reabilitação.

Atenção humanizada ao recém-nascido de baixo peso: humanização do atendimento ao bebê prematuro e de baixo peso, melhorando o vínculo entre mãe, pai e bebê, diminuindo o tempo de separação, estimulando a prática de amamentação e diminuindo a infecção hospitalar e a permanência do bebê no hospital.

Atendimento de recuperação e reabilitação: atendimento oferecido após a alta do paciente, geralmente em ambiente ambulatorial.

Atendimento pré-hospitalar: o sistema de atendimento pré-hospitalar tem a finalidade de atender vítimas em situação de urgências e emergências, antes de sua chegada ao hospital.

Atendimento pré-hospitalar fixo: é a assistência prestada, num primeiro nível de atenção, aos pacientes portadores de quadros agudos, de natureza clínica, traumática ou ainda psiquiátrica, que possam levar ao sofrimento, a sequelas ou mesmo à morte, promovendo um atendimento e/ou transporte adequados a um integrante do Sistema Estadual de Urgência e Emergência.

Atendimento pré-hospitalar móvel: considera-se nível pré-hospitalar móvel na área de urgência o atendimento que procura chegar precocemente à vítima, após ter ocorrido um agravo à saúde (de natureza clínica, cirúrgica, traumática, inclusive as psiquiátricas), que possa levar ao sofrimento, a sequelas ou mesmo à morte, sendo necessário, portanto, prestar-lhe atendimento e/ou transporte adequados a um serviço de saúde devidamente hierarquizado e integrado ao Sistema Único de Saúde.

Auditoria do sistema de gestão ambiental: processo sistemático e documentado de verificação para avaliar evidências que determinem se o sistema de gestão ambiental de uma organização está em conformidade.

Automedicação: uso de medicamento sem a prescrição, orientação e/ou acompanhamento do médico ou dentista.

Autonegligência: conduta de pessoa idosa que ameaça a própria saúde ou segurança, com a recusa ou o fracasso de prover a si mesmo um cuidado adequado.

Autoridade sanitária: autoridade que tem diretamente a seu cargo, em sua demarcação territorial, a aplicação das medidas sanitárias apropriadas de acordo com as leis e regulamentos vigentes no território nacional e tratados e outros atos internacionais dos quais o Brasil é signatário.

Avaliação antropométrica: uso de medidas (principalmente peso e altura) como critério para avaliar o crescimento físico e, por extensão, o estado nutricional.

Avaliação da saúde mental: testes de função cognitiva e de humor.

AZT: sigla do composto farmacológico azitromicina. Também conhecida como zidovudina, é uma droga antirretroviral do grupo dos inibidores da transcriptase reversa, utilizada no tratamento da infecção pelo HIV. Foi o primeiro medicamento a ser utilizado no tratamento de pacientes com infecção pelo HIV/Aids.

B

Banco de leite humano: centro especializado responsável pela promoção do incentivo ao aleitamento materno e execução das atividades de coleta, processamento, estocagem e controle de qualidade do leite humano extraído artificialmente, para posterior distribuição, sob prescrição do médico ou do nutricionista.

Benzenismo: nome dado às manifestações clínicas ou alterações hematológicas compatíveis com a exposição ao benzeno.

Benzeno: considerado uma substância mielotóxica, pois nas exposições crônicas atua sobre a medula óssea, produzindo quadros de hipoplasia ou de displasia. Vários estudos epidemiológicos demonstram a relação do benzeno com a leucemia linfocítica crônica, com a doença de Hodgkin e com a hemoglobinúria paroxística noturna.

Biblioteca viva: humanização da assistência à criança hospitalizada por meio da melhoria da qualidade da atenção nos períodos em que as crianças e seus familiares passam nas unidades hospitalares.

Biodisponibilidade: indica a velocidade e a extensão de absorção de um princípio ativo de uma forma de dosagem, a partir de sua curva concentração/tempo na circulação sistêmica ou sua excreção na urina.

Bioética: ramo da filosofia que estuda os avanços das ciências da vida e da saúde, com ênfase nas implicações éticas das pesquisas científicas e das ações de saúde.

Biossegurança: condição de segurança alcançada por um conjunto de ações destinadas a prevenir, controlar e reduzir ou eliminar riscos inerentes às atividades que possam comprometer a saúde humana, animal e vegetal e o meio ambiente.

Biotecnologia: qualquer aplicação tecnológica que utilize sistemas biológicos, organismos vivos ou seus derivados, para fabricar ou modificar produtos ou processos para utilização específica.

Bócio: aumento de volume da glândula tireoide, seja ele nodular ou difuso.

Bulimia: transtorno alimentar caracterizado pelo impulso irresistível de comer excessivamente, seguido por sentimentos de culpa e vergonha, provocando o vômito ou utilizando laxativos e/ou diuréticos de maneira exagerada.

C

Cancerologia: setor especializado da medicina que se ocupa do estudo e do tratamento dos tumores.

Cancro duro: lesão primária causada pelo *Treponema pallidum*, que é a bactéria causadora da sífilis. Normalmente não causa dor e surge na glande ou na camada interna do prepúcio. Tem forma arredondada ou oval, com as bordas levemente salientes. O cancro duro é o primeiro sinal da sífilis.

Cancro mole: é uma doença sexualmente transmissível (DST) que se caracteriza pelo aparecimento, nos órgãos genitais, de vesículas que vão se enchendo de pus e se transformam em feridas que passam a purgar abundantemente. Ao contrário do que ocorre com o cancro duro, as ulcerações causadas pelo cancro mole costumam ser dolorosas e aparecem em lesões múltiplas. Essa DST é causada por uma bactéria denominada *Haemophilus ducreyi*.

Candidíase: tradicionalmente denominada monilíase ou "sapinho", é uma infecção da vagina ou da vulva, causada pelo fungo *Candida albicans*. Caracteriza-se por corrimento vaginal esbranquiçado, coceira e inflamação das mucosas, que ficam avermelhadas e cobertas por placas. Embora a via sexual não seja a única forma de transmissão, a candidíase é considerada uma doença sexualmente transmissível. Nos casos de imunodepressão, pode aparecer também no pênis, no esôfago, e mesmo se tornar uma infecção disseminada por todo o organismo (nos casos de imunodeficiência avançada).

Carga viral: o teste de qualificação da carga viral é uma metodologia que permite a determinação da quantidade de HIV circulante no organismo de uma pessoa infectada.

Centrais Farmacêuticas: almoxarifados centrais de medicamentos, geralmente na esfera estadual, em que são feitas a estocagem e distribuição para hospitais, ambulatórios e postos de saúde.

Centro de Atenção Psicossocial: serviço de atendimento aos pacientes portadores de transtornos mentais, alternativos à hospitalização convencional, que prestam atendimento por 8 ou 12 horas, ou mesmo por 24 horas. Fazem parte da rotina desse serviço oficinas terapêuticas e de prevenção das DST/HIV/Aids, contando inclusive com aconselhamento e oferecimento do teste anti-HIV, além de auxiliar no monitoramento da adesão aos antirretrovirais para aqueles usuários portadores do HIV/aids.

Centro de Orientação e Apoio Sorológico: unidade pública de saúde com a finalidade específica de oferecer testagem anônima para o vírus da Aids e, ao mesmo tempo, desenvolver um processo de prevenção e orientação aos seus usuários.

Centro de Saúde: unidade destinada a prestar assistência à saúde de uma população determinada, contando com uma equipe de saúde interdisciplinar em caráter permanente, com médicos generalistas e/ou especialistas. Sua complexidade e dimensões físicas variam em função das características da população a ser atendida, dos problemas de saúde a serem resolvidos e de acordo com o seu tamanho e capacidade resolutiva.

Citopatologia: ramo da patologia que estuda as doenças e as alterações patológicas do organismo em seu aspecto celular.

Clamidiose: também chamada de clamidíase, é uma doença sexualmente transmissível causada pela bactéria *Chlamydia trachomatis*, que afeta homens e mulheres. Se não for adequadamente tratada, pode provocar infertilidade permanente, e, em casos de gravidez, haverá riscos de infecção nos olhos ou nos pulmões para o feto ou para o recém-nascido.

Climatério: fase da vida da mulher que marca a transição do período reprodutivo para o não reprodutivo. Essa fase pode estender-se por período de tempo longo e variável.

Coeficiente de natalidade: medida de frequência de nascimentos, em uma determinada população, durante um período de tempo especificado.

Cólera: doença infecciosa aguda diarreica e grave, causada por *Vibrio cholerae* sorogrupo O1. A infecção tem lugar pela ingestão de águas com poluição fecal ou de produtos alimentícios contaminados por essas águas, ou delas originários (crustáceos, ostras, mexilhões etc.) e consumidos crus ou malcozidos.

Colesterol: substância semelhante à gordura, encontrada no sangue e nas membranas das células. Fundamental ao organismo humano para a produção de hormônios sexuais, produtos da digestão (bile), vitamina D etc. No entanto, um nível elevado de colesterol sanguíneo tem mostrado ser o principal fator de risco para o desenvolvimento de cardiopatias.

Colonização: crescimento e multiplicação de um micro-organismo em superfícies epiteliais do hospedeiro, sem expressão clínica ou imunológica. Ex.: microbiota humana normal.

Comportamento sexual: é a forma pela qual os indivíduos exercem sua sexualidade. O comportamento sexual desenvolve-se a partir das experiências de relacionamento familiar, social e amoroso, as quais também sofrem influência de fatores educacionais, socioculturais, psicológicos e biológicos.

Composição dos alimentos: valor nutritivo dos alimentos, ou seja, o seu conteúdo em substâncias específicas, como vitaminas, minerais e outros princípios.

Comunidades terapêuticas: serviços de atenção a pessoas com problemas decorrentes do uso ou abuso de substâncias psicoativas.

Concentração: quantidade de substância(s) ativa(s) ou inativa(s) em determinada unidade de massa ou volume do produto.

Condiloma acuminado: doença sexualmente transmissível causada pelo papilomavírus humano. Causa o aparecimento de verrugas e/ou inchações rosadas e úmidas que formam na pele dos órgãos genitais superfície semelhante a uma crista de galo. O condiloma acuminado pode aparecer juntamente com os sintomas de gonorreia. Pode parecer também no ânus e no reto.

Conselho de Saúde: o Conselho de Saúde tem caráter permanente e deliberativo. É um órgão colegiado composto por representantes do governo, prestadores de serviços, profissionais de saúde e usuários; atua na formulação de estratégias e no controle de execução da política de saúde na instância correspondente, inclusive nos aspectos econômicos e financeiros, cujas decisões serão homologadas pelo chefe do poder legalmente constituído em cada esfera do governo.

Conselho Tutelar: são responsáveis por acolher denúncias, averiguar, encaminhar e orientar, nos casos de violação dos direitos da criança e do adolescente. Pode agir tanto quando existe ameaça, risco, ou quando a violência já aconteceu.

Conselhos de Defesa dos Direitos da Criança e do Adolescente: são instrumentos para deliberar e acompanhar a política de enfrentamento da violência praticada contra crianças e adolescentes.

Conselhos dos Direitos da Mulher: são formados com base na iniciativa de mulheres do município, ou estado, juntamente com o governo. Elaboram propostas e promovem políticas para eliminar discriminações, constrangimentos à mulher, e superar as desigualdades de oportunidades entre homens e mulheres.

Contaminação: presença transitória de micro-organismos em superfície sem invasão tecidual ou relação de parasitismo. Pode ocorrer em objetos inanimados ou em hospedeiros. Ex.: microbiota transitória das mãos.

Controle assistencial: o controle e avaliação a serem exercidos pelos gestores do SUS compreendem o conhecimento global dos estabelecimentos de saúde localizados em seu território, o cadastramento de serviços, a condução de processos de compra e contratualização de serviços de acordo com as necessidades identificadas e legislação específica, o acompanhamento do faturamento, quantidade e qualidade dos serviços prestados, entre outras atribuições.

Controle de qualidade: conjunto de medidas destinadas a verificar a qualidade de cada lote de medicamentos, insumos farmacêuticos, drogas correlatas, cosméticos, produtos de higiene, perfumes.

Controle químico: o controle químico representa o uso de algum tipo de substância química para eliminar ou controlar vetores ou pragas agrícolas.

Controle social: participação popular na fiscalização e controle sobre as ações, no respectivo nível de governo, destacando-se na área da Saúde as Conferências e os Conselhos de Saúde.

Coorte: grupo ou grupos de indivíduos definidos com base na presença ou na ausência de um ou mais atributos e seguidos através de um período estabelecido de tempo.

Coqueluche: termo descritivo para um quadro clínico de doença respiratória que pode ser causado por três espécies das bactérias gram-negativas do gênero *Bordetella*: *B. pertussis*, que é a causa mais frequente e mais grave, *B. parapertussis*, mais benigna; e *B. bronchiseptica*, a mais rara.

Coquetel antiaids: termo popularmente empregado para o uso de dois ou três medicamentos antirretrovirais associados, e que se caracteriza pela tomada de um grande número de cápsulas ou comprimidos por dia. Em geral, a combinação é feita com dois inibidores de transcriptase reversa e um inibidor de protease.

Correlato: correlato é a substância, produto, aparelho ou acessório não enquadrados nos conceitos de droga, medicamento e insumo farmacêutico, cujo uso ou aplicação esteja ligado à defesa e proteção da saúde individual ou coletiva, à higiene pessoal ou de ambientes, ou a fins diagnósticos e analíticos, os cosméticos e perfumes e, ainda, os produtos dietéticos, óticos, de acústica médica, odontológicos e veterinários.

Corrimento: secreção (líquido) anormal, que pode sair da uretra, da vagina ou do colo do útero. O corrimento pode ser amarelado, acidentado com pus ou esbranquiçado, dependendo do tipo de agente causador (micro-organismo).

Crenças em saúde: baseiam-se nas atitudes e crenças do indivíduo sobre sua condição de saúde, sobretudo quanto à sua percepção da suscetibilidade e severidade da condição de saúde, a percepção dos benefícios dos recursos disponíveis e a percepção das barreiras de acesso aos serviços.

Crescimento: processo dinâmico e contínuo que ocorre desde a concepção até o final da vida, considerando-se os fenômenos de substituição e regeneração de tecidos e órgãos. É considerado um dos melhores indicadores de saúde da criança, em razão de sua estreita dependência de fatores ambientais, tais como alimentação, ocorrência de doenças, cuidados gerais e de higiene, condições de vida da criança, no passado e no presente.

Cretinismo: retardo mental resultante da ação adversa da deficiência de iodo na maturação do sistema nervoso da criança.

Cuidados paliativos: assistência ativa e integral a pacientes cuja doença não responde mais ao tratamento curativo. O controle da dor, de outros sintomas e a solução de problemas psicológicos, sociais e espirituais são soberanos. A meta do cuidado paliativo é de proporcionar a melhor qualidade de vida ao paciente e seus familiares. Institui no âmbito do Sistema Único de Saúde o Programa Nacional de Assistência à Dor e Cuidados Paliativos, por meio da PRT-000019, de 3 de janeiro 2002. Tratando-se de um profissional de saúde, deve ser afastado das atividades de risco até que se reverta a eliminação do agente. Ex.: profissional da saúde com lesão infecciosa de pele.

D

Deficiência de ferro: estado orgânico de carência desse nutriente que ocorre quando o consumo alimentar de ferro biodisponível é baixo, as perdas de sangue são elevadas, o aumento dos requerimentos por processos infecciosos e/ou febris, ou, ainda, quando ocorrem simultaneamente as duas condições, diminuindo o estoque corporal de ferro, podendo resultar no aparecimento de anemia.

Deficiência de micronutrientes: estado orgânico de carência de princípios nutritivos cujas exigências são muito pequenas, medindo-se em miligramas diários, como a vitamina A, o ferro, o iodo e o zinco.

Deficiência nutricional: resultado de um processo em que as necessidades fisiológicas de nutrientes não estão sendo atingidas. Pode ser decorrente tanto de problemas alimentares, como baixa ingestão de fontes de ferro, que resulta em anemia, ou de problemas orgânicos, como não absorção intestinal.

Deficiência primária de iodo: é a deficiência de iodo, inicialmente atribuída à baixa ingestão desse micronutriente.

Déficit de altura: atraso do crescimento estatural, quando comparado aos padrões de normalidade por gênero e idade.

Delegação: atribuir atividades, buscando maior encorajamento dos colaboradores em busca de inovação e novas ideias.

Dengue: a dengue é uma doença febril aguda, de etiologia viral e evolução benigna na forma clássica, e grave quando se apresenta na forma hemorrágica. A dengue é hoje a mais importante arbovirose (doença transmitida por artrópodes) que afeta o homem, e constitui-se em sério problema de saúde pública no mundo, especialmente nos países tropicais, onde as condições do meio ambiente favorecem o desenvolvimento e a proliferação do *Aedes aegypti*, principal mosquito vetor.

Departamentos: trata-se do segundo nível da organização, tendo os setores sob sua responsabilidade. Nesse segmento as decisões tomadas são consideradas táticas em médio e curto prazos.

Depressão: caracteriza-se pelo humor depressivo, pela perda de interesse e prazer nas atividades habituais, pela diminuição da energia, com sensação de cansaço, que leva a uma diminuição das atividades. Podem estar presentes outros sintomas, como falta de concentração e atenção; baixa autoestima, sentimentos de culpa ou inutilidade, pessimismo, alterações de apetite e do peso corporal, alterações no padrão do sono. As ideias e os atos suicidas não são raros.

Dermatite atópica: inflamação crônica da pele observada em pessoas com predisposição hereditária para baixo limiar cutâneo ao prurido, caracterizada por intensa coceira que leva o paciente a coçar-se e arranhar-se até produzir lesões típicas de eczema.

Dermatite de contato alérgica: reação alérgica retardada tipo IV, desencadeada pelo contato da pele com determinada substância que atua como alergênio, produzindo grau variável de eritema, edema e vesiculação.

Dermatofitose: termo geral para infecções micóticas que afetam a superfície epidérmica, devida a fungos dermatófitos. Atacam tecidos queratinizados (unhas).

Dermatoses ocupacionais: embora benignas em sua maioria, constituem problema de avaliação difícil e complexa. Referem-se a toda alteração da pele, mucosas e anexos, direta ou indiretamente causada, condicionada, mantida ou agravada pela atividade de trabalho.

Desburocratização: procedimentos burocráticos para eliminar os excessos e propor medidas de desburocratização em suas respectivas áreas, com o objetivo de melhor atender o cidadão, reduzir a interferência do governo na sua vida e abreviar a solução dos casos em que essa interferência é necessária.

Desenvolvimento sustentável: desenvolvimento capaz de suprir as necessidades da geração atual, sem comprometer as necessidades das gerações futuras.

Desenvolvimento tecnológico: desenvolvimento de produtos e processos por intermédio de um processo autônomo ou pela efetiva absorção de tecnologias desenvolvidas em outros países.

Desidratação: é a deficiência de água e eletrólitos corpóreos por perdas superiores à ingestão em virtude da ingestão reduzida (anorexia, coma e restrição hídrica), perda aumentada gastrointestinal (vômitos e diarreias), perda aumentada urinária (diurese osmótica, administração de diuréticos, insuficiência renal crônica e insuficiência da suprarrenal), perda aumentada cutânea e respiratória (queimaduras e exposição ao calor).

Desmame: processo que se inicia com a introdução na dieta da criança de qualquer alimento que não seja o leite materno - incluindo os chás e a água - e que termina com a suspensão completa do leite materno.

Desnutrição: termo genérico usualmente empregado para discriminar deficiências nutritivas, referindo-se, principalmente, à desnutrição energético-proteica.

Diabetes: grupo de doenças com causas múltiplas e caracterizadas por deficiência absoluta ou relativa de insulina ou por anomalia funcional da insulina e, consequentemente, hiperglicemia.

Diarreia: alteração do hábito intestinal normal, em que uma evacuação por dia ou três vezes na semana é substituída por inúmeras dejeções líquidas.

Dieta: genericamente, corresponde aos padrões alimentares dos indivíduos. Especificamente, pode representar uma combinação recomendada de alimentos em determinadas proporções para atender necessidades terapêuticas.

Difteria: doença transmissível aguda, toxi-infecciosa, causada pelo bacilo toxicogênico gram-positivo denominado *Corynebacterium diphtheriae*. Aloja-se frequentemente nas amígdalas, na faringe, na laringe, no nariz e, ocasionalmente, em outras mucosas e na pele. É caracterizada por placas pseudomembranosas.

Digestão: engloba todo o processo de redução da via física e química do alimento durante a sua passagem pelas vias digestivas, convertendo-o em formas que passam a ser absorvidas pelo corpo através da corrente sanguínea.

Dislipidemia: termo que se refere a alterações, quase sempre por excessos nos teores de lipídeos ou gorduras de sangue, como o colesterol.

Dispensação: é o ato profissional farmacêutico de proporcionar um ou mais medicamentos a um paciente, geralmente como resposta à apresentação de uma receita elaborada por um profissional autorizado. Nesse ato, o farmacêutico informa e orienta o paciente sobre o uso adequado do medicamento.

Disseminador: é o indivíduo que elimina o micro-organismo patogênico para o meio ambiente. Pode se tornar um "disseminador perigoso" quando passa a ser fonte de surtos.

Distúrbios (ou transtornos) alimentares: comportamentos anormais relacionados ao alimento e à nutrição.

Doença de Alzheimer: processo degenerativo progressivo, com perda de células na parte basal doprosencéfalo, ao córtex cerebral, principalmente na formação hipocampal e áreas corticais associativas, bem como em outras regiões encefálicas.

Doença de Chagas: doença que na fase aguda se manifesta geralmente por febre, tumefação local (chagoma) ou edema bipalpebral unilateral, adenite regional (complexo oftalmoganglionar), podendo acompanhar-se de anemia tóxica, hepatomegalia, miocardite aguda e, eventualmente, meningite. O início costuma ser discreto ou assintomático, caracterizando uma fase indeterminada da doença, de duração muito variável.

Doença de Parkinson: síndrome degenerativa do sistema nervoso central, de etiologia desconhecida, lentamente evolutiva e caracterizada por: a) redução e lentidão dos movimentos; b) rigidez muscular; c) tremor em repouso; d) instabilidade postural.

Doença de Wilson: distúrbio autossômico recessivo do metabolismo do cobre, que se caracteriza pelo acúmulo de níveis tóxicos de cobre no fígado, no cérebro e nos olhos.

Doença profissional: doença produzida ou desencadeada pelo exercício do trabalho peculiar a determinada atividade e constante da respectiva relação elaborada pelo Ministério do Trabalho e da Previdência Social.

Doenças dos idosos: em geral são crônicas e múltiplas, perduram por vários anos e exigem acompanhamento médico e de equipes multidisciplinares permanentes, além de intervenções contínuas.

Doenças oportunistas: doenças causadas por agentes de baixa capacidade patogênica - que geralmente não causam doenças -, mas que ocorrem em razão da diminuição da capacidade imunitária do paciente.

Doenças prevalentes: doenças com maior número de casos existentes em função da população de uma região geográfica determinada.

Doenças renais: as doenças renais são tradicionalmente divididas em quatro categorias, que obedecem aos quatro compartimentos anatômicos básicos: glomérulos, túbulos, interstício e vasos sanguíneos. Entretanto, muitos distúrbios afetam mais de uma estrutura, e a interdependência anatômica desses compartimentos significa que a lesão de um deles afeta secundariamente os outros.

Doenças sexualmente transmissíveis: são doenças infecciosas adquiridas por contágio sexual.

Donovanose: doença crônica progressiva que acomete preferencialmente pele e mucosas das regiões genitais, perianais e inguinais. A donovanose é frequentemente associada à transmissão sexual, embora os mecanismos de transmissão não sejam ainda bem conhecidos.

Downsizing: ter uma estrutura hierárquica mais objetiva, com menos níveis hierárquicos.

Drogas: substância ou matéria-prima que tenha finalidade medicamentosa ou sanitária.

Drogas ilícitas: produtos contendo substâncias psicoativas cuja produção, promoção, comercialização e consumo são criminalizados.

Drogas injetáveis: são substâncias injetadas por via intravenosa (a mais frequentemente utilizada), intramuscular, ou, mais raramente, subcutânea. Em nosso país, as drogas ilícitas mais frequentemente injetadas são a cocaína, a heroína e algumas preparações das anfetaminas.

Drogas lícitas: produtos contendo substâncias psicoativas cuja produção, comercialização e uso não são criminalizados. No nosso meio, as drogas lícitas mais consumidas são as bebidas alcoólicas, o tabaco e os medicamentos.

E

Eczema: é uma doença inflamatória da pele caracterizada por eritema, edema, vesículas, escotomas, crostas e liquenificação. Associada a prurido e saudada por fatores exógenos ou endógenos.

Educação sexual: ação educativa realizada pela família, pela escola, pelos serviços de saúde e por outros atores sociais, cujo objetivo é a preparação para uma vida sexual mais prazerosa, sadia e segura.

Elaioconiose: é a doença ocupacional que acomete os trabalhadores expostos, sem nenhuma proteção adequada, a óleos e graxas.

Endemia: é a presença contínua de uma enfermidade ou de um agente infeccioso em uma zona geográfica determinada; pode também expressar a prevalência usual de uma doença particular numa zona geográfica.

Epidemia: é a manifestação, em uma coletividade ou região, de um corpo de casos de alguma enfermidade que excede claramente a incidência de uma doença prevista. O número de casos que indica a existência de uma epidemia varia com o agente infeccioso, o tamanho e as características da população exposta, sua experiência prévia ou falta de exposição à enfermidade, e o local e a época do ano em que ocorre.

Epilepsia: é definida como um distúrbio cerebral crônico, de várias etiologias, caracterizado por crises epilépticas recorrentes e espontâneas.

Equidade: igualdade na assistência à saúde, com ações e serviços priorizados em função de situações de risco, das condições de vida e da saúde de determinados indivíduos e grupos de população.

Equipamento de Proteção Coletiva (EPC): dispositivo, sistema ou meio, fixo ou móvel de abrangência coletiva, destinado a preservar a integridade física e a saúde dos trabalhadores, usuários e terceiros.

Escopo: finalidade; alvo; intento; propósito.

Estanose: é a doença ocupacional que acomete os trabalhadores expostos, durante alguns anos, sem nenhuma proteção adequada, ao estanho.

Estupro: ato de penetração oral, anal ou vaginal, utilizando o pênis ou objetos e cometido à força ou sob ameaça, submetendo a vítima ao uso de drogas, ou ainda quando esta for incapaz de ter julgamento adequado. Ex.: osteomielite por *Staphylococcus aureus* em paciente com sepse por esse agente.

F

Família: grupo de pessoas com vínculos afetivos, de consanguinidade ou de convivência. A família é o primeiro núcleo de socialização dos indivíduos; quem primeiro transmite os valores, usos e costumes que irão formar as personalidades e a bagagem emocional das pessoas. Existem várias formas de organização familiar - as famílias monoparentais, as reconstruídas, as uniões estáveis, os casais do mesmo sexo, as famílias tradicionais. Uma criança pode ter um pai biológico e pais sociais (que se integram ao grupo familiar, assumindo papéis paternos).

Farmácia popular: é um programa do MS para distribuição de medicamentos à população de todos os municípios que tenham equipes do Programa Saúde da Família implantadas e em funcionamento.

Febre amarela: doença febril aguda de manifestações que vão desde sintomas inespecíficos até doença ictérica hemorrágica fatal. A transmissão epidêmica está relacionada à presença do *Aedes aegypti*, vetor que coloniza centros urbanos. Procria-se em coleções de água no domicílio ou peridomicílio. Pode apresentar ainda transmissão silvestre por outro tipo de vetor (*Haemagogus*) que mantém o ciclo com macacos.

Firma: é o nome civil de um ou mais sócios utilizado para as sociedades em nome coletivo, de capital e indústria, em comandita simples e opcionalmente em sociedades limitadas. Sua configuração pode ser tanto por extenso quanto abreviada.

Fusões e aquisições: avaliação da possibilidade de adquirir empresas menores ou mesmo buscar fusões estrategicamente viáveis.

G

Gestação de alto risco: por gestação de alto risco entende-se aquela na qual a vida ou a saúde da mãe e/ou do feto tem maiores chances de ser atingida por complicações que a média das gestações.

Gestão ambiental: é a administração do exercício de atividades econômicas e sociais de forma a utilizar de maneira racional os recursos naturais, renováveis ou não.

Gonorreia: doença infectocontagiosa de transmissão predominantemente sexual, causada pela bactéria *Neisseria gonorrhoeae* ou gonococo, que se caracteriza por provocar processos inflamatórios na uretra (uretrite), colo uterino (cervicite) e reto/ânus (proctite). A gonorreia é bastante prevalente nos países em desenvolvimento, embora ocorra no mundo inteiro. Geralmente, o tratamento é simples e eficaz, mas, recentemente, vêm sendo observadas variantes resistentes aos antibióticos tradicionais.

H

Hábitos saudáveis: atenção à saúde e á alimentação adequada e balanceada; a prática regular de exercícios físicos; a convivência social estimulante; e a busca, em qualquer fase da vida, de uma atividade ocupacional prazerosa e de mecanismos de atenuação do estresse.

Hanseníase: doença infectocontagiosa, crônica, curável, causada pelo bacilo de Hansen. O poder imunogênico do bacilo é responsável pelo alto potencial incapacitante da hanseníase. Um caso de hanseníase, definida pela Organização Mundial de Saúde, é uma pessoa que apresenta um ou mais dos critérios listados a seguir, com ou sem história epidemiológica e que requer tratamento quimioterápico específico: lesão(ões) de pele com alteração de sensibilidade; espessamento de nervo(s) periférico(s), acompanhado de alteração de sensibilidade; e baciloscopia positiva para o bacilo de Hansen.

Hemocentro: órgão executor das atividades hemoterápicas e hematológicas, em cuja estrutura mantém instalações apropriadas para o atendimento completo ao doador de sangue.

Hemoderivados: são os produtos oriundos do sangue ou do plasma, obtidos por meio de processamento físico-químico ou biotecnológico.

Hemofilia: a hemofilia é definida como uma coagulopatia, doença da coagulação do sangue cujo portador possui deficiência dos fatores de coagulação sanguínea, os quais são responsáveis pela coagulação, impedindo que haja hemorragias interna e/ou externa.

Humanização: a humanização é entendida como valor, na medida em que resgata o respeito à vida humana. Abrange circunstâncias sociais, éticas, educacionais e psíquicas presentes em todo relacionamento humano. Esse valor é definido em função do seu caráter complementar aos aspectos técnicos.

I

Idiotia: retardo físico, motor e mental ocasionado pela deficiência grave de iodo no período fetal e nos primeiros meses de vida.

Idoso: pessoa com 60 anos de idade ou mais.

Índice: são todas as sugestões ou indícios de uma determinada causa. O índice representa algo que não está presente, porém essa representação decorre de uma relação de causalidade.

Infecção: danos decorrentes da invasão, multiplicação e ação de agentes infecciosos e de seus produtos tóxicos no hospedeiro, ocorrendo interação imunológica.

Infecção comunitária (Ic): é a infecção constatada ou em incubação no ato de admissão do paciente no hospital, desde que não relacionada a internação anterior no mesmo hospital.

Infecção endógena: é a infecção oriunda da própria microbiota do paciente. Ex.: infecções por enterobactérias em imunossuprimidos.

Infecção exógena: é a infecção que resulta da transmissão a partir de fontes externas ao paciente. Ex.: varicela.

Infecção hospitalar: é qualquer infecção adquirida após a admissão do paciente no hospital e que se manifesta durante a internação ou após a alta, quando puder ser relacionada com a internação ou com os procedimentos hospitalares.

Infecção metastática: é a expansão do agente etiológico para novos sítios de infecção.

Infecção não prevenível: é a infecção que acontece a despeito de todas as precauções tomadas.

Infecção prevenível: é a infecção em que a alteração de algum evento relacionado pode implicar a sua prevenção. Ex.: infecção cruzada (aquela transmitida de um paciente para outro, geralmente tendo como veículo o profissional de saúde).

Intercambialidade: significa a possibilidade de troca de um medicamento por outro, obtendo exatamente o mesmo resultado terapêutico.

Intersetorialidade: desenvolvimento de ações integradas entre os serviços de saúde e outros órgãos públicos, com a finalidade de articular políticas e programas de interesse para a saúde, cuja execução envolva áreas não compreendidas no âmbito do Sistema Único de Saúde, potencializando, assim, os recursos financeiros, tecnológicos, materiais e humanos disponíveis e evitando duplicidade de meios para fins idênticos.

Intoxicação: danos decorrentes da ação de produtos tóxicos que também podem ser de origem microbiana. Ex.: toxi-infecção alimentar.

Investigação epidemiológica: trabalho de campo realizado a partir de casos notificados (clinicamente declarados ou suspeitos) e seus contatos, que tem como principais objetivos: identificar fonte e modo de transmissão; grupos expostos a maior risco; fatores determinantes; confirmar o diagnóstico; e determinar as principais características epidemiológicas e cujo propósito final é orientar medidas de controle para impedir a ocorrência de novos casos.

J

Janela imunológica: período entre a infecção e o início da formação de anticorpos específicos contra o agente causador. Geralmente, esse período dura algumas semanas, e o paciente, apesar de ter o agente infeccioso presente em seu organismo, apresenta resultados negativos nos testes para a detecção de anticorpos contra o agente.

L

Leito hospitalar: é a cama numerada e identificada destinada à internação de um paciente dentro de um hospital localizada em um quarto ou enfermaria, que se constitui no endereço exclusivo de um paciente durante sua estadia no hospital e que está vinculada a uma unidade de internação de serviço.

Linfogranuloma venéreo: doença infecciosa de transmissão exclusivamente sexual, conhecida popularmente como "mula".

M

Malária: infecção ou doença causada por parasitos do gênero *Plasmodium* (família Plasmodiidae). A transmissão normal é feita por mosquitos, *Anopheles*, que inoculam os esporozoítas ao picar para sugar o sangue. Ocasionalmente, pode ser transmitida congenitamente, por transfusão de sangue ou por seringas contaminadas (consumidores de drogas). O acesso malárico começa com calafrios intensos, palidez e cianose, e o paciente se queixa de muito frio, ainda que sua temperatura esteja em elevação.

Matéria-prima: é o produto que será transformado pela empresa por meio do processo produtivo visando à produção do produto acabado. Exemplo: madeira (matéria-prima para a produção de móveis).

Medicamentos tarjados: são os medicamentos cujo uso requer a prescrição do médico ou dentista e que apresentam, em sua embalagem, tarja (vermelha ou preta) indicativa dessa necessidade.

Menopausa: é a última menstruação fisiológica da mulher, decorrente da perda da atividade folicular ovariana.

Microempresa: são pessoas jurídicas, e firmas individuais regidas pela Lei nº 9.841/99 que possuam receita bruta anual igual ou inferior a R$ 360.000,00.

N

Nascido morto (ou natimorto): óbito antes da expulsão ou extração completa do corpo materno de um produto da concepção que tenha alcançado vinte e oito semanas completas ou mais de gestação.

Negligência: é o ato dc omissão do responsável pela criança ou adolescente em prover as necessidades básicas para o seu desenvolvimento.

O

Obesidade: aumento exagerado do peso em relação à altura. No sinônimo popular, os gordos correspondem aos obesos.

Óbito fetal: morte de um produto de concepção antes da expulsão ou de sua extração completa do corpo materno, independentemente da duração da gravidez.

Óbito hospitalar: é aquele que ocorre após o paciente ter dado entrada no hospital, independentemente do fato de os procedimentos administrativos relacionados à internação já terem sido realizados ou não.

Óbito materno: óbito ocorrido em consequência de complicações da gravidez, do parto ou do puerpério.

Óbito neonatal precoce: óbito ocorrido em crianças menores de 7 dias de vida.

Óbito neonatal: óbito ocorrido em crianças menores de 28 dias de vida.

P

Pátrio poder: aquele que assume a responsabilidade parental, podendo ser exercido pelo pai ou mãe.

Peças ou serviços/hora: são os demais insumos necessários à produção.

Pediculoses: termo geral para indicar a infestação de qualquer parte do corpo pelas espécies de piolhos.

Pessoa advertida: pessoa informada ou com conhecimento suficiente para evitar os perigos da eletricidade.

Pirâmide alimentar: instrumento educativo em que se dividem os alimentos em seis grupos básicos, recomendando um número de porções a serem consumidas diariamente para cada um dos grupos.

Pneumoconiose: são patologias resultantes da deposição de partículas sólidas no parênquima pulmonar, levando a um caso de fibrose, ou seja, ao endurecimento intersticial do tecido pulmonar.

Portador: indivíduo que alberga um micro-organismo específico, podendo ou não apresentar quadro clínico atribuído ao agente e que serve como fonte potencial de infecção. Ex.: portador do vírus da hepatite B.

Posto de saúde: é a unidade de saúde que presta assistência a uma população determinada, estimada em até 2 mil habitantes, utilizando técnicas apropriadas e esquemas padronizados de atendimento. Essa unidade não dispõe de profissionais de nível superior no seu quadro permanente, sendo a assistência prestada por profissionais de nível médio ou elementar, com apoio e supervisão dos centros de saúde de sua articulação.

Princípio ativo: substância ou grupo delas, quimicamente caracterizada, cuja ação farmacológica é conhecida e responsável, total ou parcialmente, pelos efeitos terapêuticos do medicamento fitoterápico.

Procedimento: sequência de operações a serem desenvolvidas para realização de um determinado trabalho, com a inclusão dos meios materiais e humanos, medidas de segurança e circunstâncias que impossibilitem sua realização.

Profissionais do sexo: homens e mulheres que prestam serviços sexuais em troca de dinheiro ou objetos de valor.

Psicotrópico: substância que pode determinar dependência física ou psíquica e relacionada, como tal, nas listas aprovadas pela Convenção sobre Substâncias Psicotrópicas, reproduzidas nos anexos da Portaria nº 344/98.

Pulmão negro: é a doença ocupacional que acomete os trabalhadores expostos, durante alguns anos, sem nenhuma proteção adequada, ao minério de carvão.

R

Reengenharia: buscar reinventar as práticas de negócios, criando mais valor para os cliente.

Responsabilidade social: é a forma de gestão que se define pela relação ética e transparente da empresa com todos os públicos com os quais ela se relaciona.

Risco: capacidade de uma grandeza com potencial para causar lesões ou danos à saúde das pessoas.

Riscos ocupacionais: possibilidade de perda ou dano e probabilidade de que tal perda ou dano ocorra. Implica, pois, a probabilidade de ocorrência de um efeito adverso.

S

Sanções: atos de governo para aprovar leis, decretos, regulamentos, bem como aplicar penalidades.

Saturnismo: doença ocupacional que acomete os trabalhadores expostos, sem proteção adequada, ao chumbo.

Setores: considerado o terceiro nível da organização, contemplando a operacionalização das atividades, com foco operacional e de curto prazo.

Siderose: doença ocupacional que acomete os trabalhadores expostos, durante alguns anos, sem proteção adequada, ao ferro (Fe).

Silicose: doença ocupacional ocasionada pela longa exposição do trabalhador, sem proteção adequada, a poeiras de sílica, livre e cristalina, e em pequenas partículas geradas em processos industriais, como jateamento de areia, lixamento de peças de cerâmica, britagem etc.

Símbolos: são códigos, placas, objetos, ações ou pinturas que representam conceitos, conjunto de ideias, normas, regras, atitudes etc.

Sistema de gestão ambiental: parte do sistema de gestão global que inclui atividades de planejamento, responsabilidades, práticas, procedimentos, processos e recursos para desenvolver, implementar, atingir, analisar criticamente e manter a política ambiental.

V

Vereda: fitofisionomia de savana, encontrada em solos hidromórficos, usualmente com a palmeira arbórea Mauritia flexuosa - buriti emergente, sem formar dossel, em meio a agrupamentos de espécies arbustivo-herbáceas.